AF474823

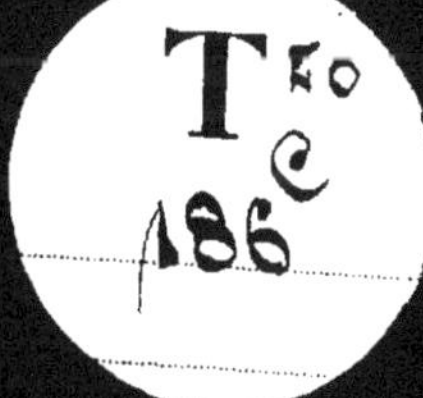
T
186

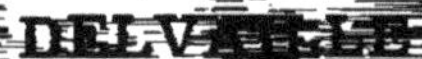

## …SION EN ESPAGNE

# …GIÈNE ET L'ASSISTANCE PUBLIQUES

AVEC UNE PRÉFACE DE

**M. le Professeur BROUARDEL**

DOYEN DE LA FACULTÉ DE MÉDECINE DE PARIS

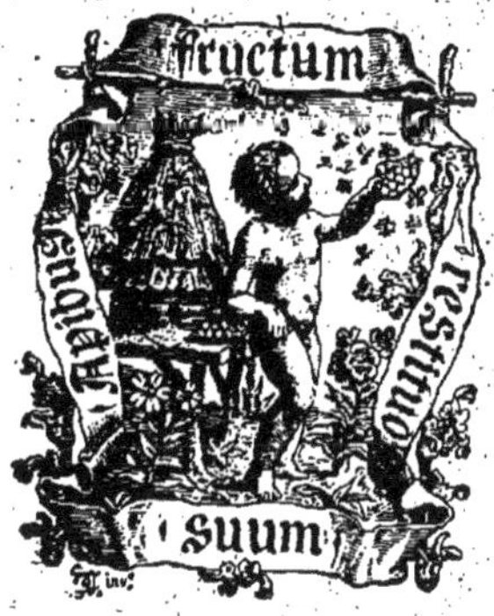


PARIS
…CIÉTÉ D'ÉDITIONS SCIENTIFIQUES
PLACE DE L'ÉCOLE-DE-MÉDECINE
4, RUE ANTOINE-DUBOIS, 4

1892

Dr C. DELVAILLE

## UNE MISSION EN ESPAGNE

# L'HYGIÈNE ET L'ASSISTANCE PUBLIQUES

AVEC UNE PRÉFACE DE

M. le Professeur BROUARDEL

DOYEN DE LA FACULTÉ DE MÉDECINE DE PARIS

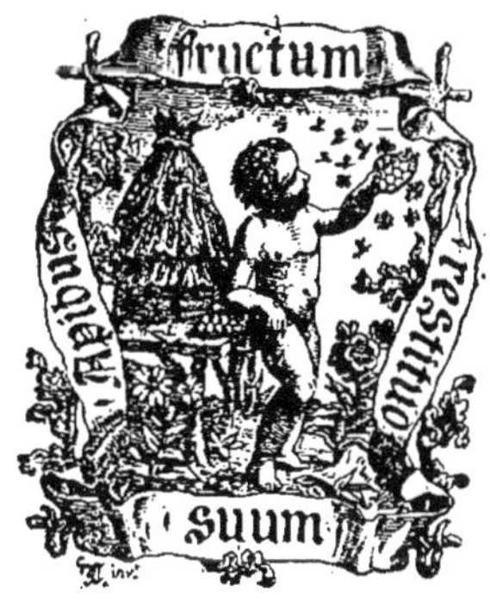




PARIS
SOCIÉTÉ D'ÉDITIONS SCIENTIFIQUES
PLACE DE L'ÉCOLE-DE-MÉDECINE
4, RUE ANTOINE-DUBOIS, 4

1892

# PRÉFACE

Je désire que tous ceux qui s'intéressent en France aux questions d'assistance et d'hygiène publiques lisent le récit du voyage que mon collègue et ami, le Dr Delvaille, vient de faire en Espagne. Pour un grand nombre d'entre eux ce sera la révélation d'une Espagne nouvelle, d'un pays qui se reconstitue et qui, dans beaucoup des problèmes concernant l'assistance et l'hygiène, a été notre précurseur et non pas notre imitateur.

Ils apprendront non sans surprise que nous luttons en ce moment pour obtenir une organisation à peu près analogue à celle qui est légalement instituée de l'autre côté des Pyrénées.

M. Delvaille ne dissimule pas que le fonctionnement de bien des organes récemment créés est encore rudimentaire, mais l'organisme a été institué par des lois qui datent de 1820, de 1852, 1866 et 27 janvier 1885. Nous n'ignorons pas, même en France, que dans des questions aussi compliquées, dans lesquelles interviennent les bonnes volontés de l'Etat, des provinces, des communes et des particuliers, il y a, entre la promulgation et l'exécution d'une loi, des délais qui se comptent, non par années mais par dizaines d'années.

Je relève quelques-unes des prescriptions indiquées par M. Delvaille, elles engageront, je l'espère, le lecteur à voir comment sont reliées entre elles ces diverses institutions.

La loi veut que chaque commune, si pauvre qu'elle soit ait une maison de secours avec un médecin de garde, moyens de transport, etc.

La loi de 1866 crée des médecins municipaux chargés du soin des indigents et autorise les communes trop pauvres à s'associer à d'autres pour payer leurs honoraires (syndicat de communes).

Dans les villes une commission examine les plans des demeures que l'on veut construire et, la maison faite, l'architecte ou une commission vérifie si la construction est conforme au plan présenté et approuvé.

Un décret royal du 8 octobre 1890 prescrit l'obligation de la déclaration des maladies contagieuses. Le médecin municipal, dans certaines villes, le médecin traitant, dans d'autres, fait à la mairie la déclaration des maladies zymotiques observées par lui, et la désinfection des appartements occupés par les malades est opérée, soit par les soins de la municipalité, soit par ceux d'une brigade d'agents attachés au laboratoire municipal (Malaga, Valence).

La surveillance des denrées alimentaires est confiée à un grand nombre de laboratoires municipaux.

Tels sont les points que j'ai cru devoir spécialement signaler. Mais ce sont les détails de l'organisation et de l'exécution qu'il faut lire dans le mémoire de M. Delvaille.

J'appellerai tout particulièrement l'attention du lecteur sur les chapitres consacrés aux eaux d'alimentation, aux égouts, aux cimetières, aux ouvriers des mines, aux stations thermales, aux établissements insalubres.

Notre collègue a donc eu une très heureuse initiative en signalant à M. le Ministre de l'Intérieur l'intérêt que présentait l'étude de l'assistance et de l'hygiène en Espagne. C'était, dit-il, une tentative hardie. Nous pouvons dire que c'est une tentative qui a tenu plus que l'on ne pouvait espérer. Nous avons entre les mains un nouvel argument pour vaincre la résistance que l'organisation de l'assistance et de l'hygiène rencontrent dans notre pays. Nous en remercions M. Delvaille et, si le succès couronne nos efforts, nous n'oublierons pas la part légitime qui lui en revient.

P. Brouardel.

Avril 1892.

# L'ASSISTANCE & L'HYGIÈNE PUBLIQUE
# EN ESPAGNE

## Première Partie

## L'ASSISTANCE PUBLIQUE

### INTRODUCTION

I

Aller chercher en Espagne quelque chose de nouveau, dont puisse profiter notre pays, en ce qui concerne l'hygiène scolaire et les exercices physiques, d'un côté, l'hygiène générale, l'assistance générale et médicale, de l'autre, était sans doute une tentative hardie. L'Espagne n'est pas de ces peuples qui marchent à la tête de la civilisation, et il semble que, dans les matières dont je viens de parler, on pouvait trouver en elle une imitatrice, non une initiatrice,

Cependant, la période brillante qu'a traversée ce peuple, sous la domination des Maures, doit avoir laissé quelques traces dignes de notre admiration, et il était agréable, peut-être même utile, de les retrouver. Cette période, malheureusement, a été fort courte. L'espèce d'apathie dans laquelle est tombée l'Espagne, par suite de l'expulsion des Arabes, la soif de l'or qui s'est emparée de ce pays, après la découverte de l'Amérique, la grande émigration effectuée, soit pour satisfaire cette soif, soit pour aller guerroyer au dehors, l'énorme diminution des naissances qui en fut la conséquence, la prédominance d'une noblesse exploitant les autres classes de concert avec les communautés religieuses et les ordres militaires, la ruine de cités (1), d'établissements industriels (2) et agricoles (3) autrefois florissants, sous la domination des Maures, et que l'expulsion violente de ces civilisateurs anéantissait tout d'un coup, toutes ces causes réunies, d'autres encore, ont fait subir à l'Espagne une décadence profonde. Elle n'est que momentanée.

L'Espagne essaie, depuis déjà quelque temps, de se reprendre, de réveiller son industrie, de multiplier les moyens de communication, de corriger, par de sages mesures d'hygiène, la situation que créent à ce beau pays la nature du sol, sa topographie, la longueur démesurée de ses côtes et d'autres particularités, desquelles résulte un climat heurté, irrégulier, divers, et, sur quelques points, peu salubre.

Cette race est sobre, encline à l'oisiveté, à raison de la modération de ses appétits ; elle a moins d'orgueil qu'on ne le croit, et certains de ses hommes d'État, de ses littérateurs, de ses savants, s'accusent, plus qu'il n'est raisonnable, de l'état de leur pays.

D'ailleurs, ce sentiment, né d'une modestie exagérée chez la plupart des hommes distingués que j'ai rencontrés, je le crois sincère ; d'autant plus que je l'ai trouvé — à part chez quelques-uns qui ne demandaient qu'à être contredits — associé à un grand désir de reconquérir, pour l'Espagne, une bonne place au soleil de la civilisation.

En instruction, en hygiène, dans le domaine des sciences d'expérimentation et d'observation, — j'abandonne les sciences exactes, — les Espagnols marquants étudient, recherchent, font effort.

Mais ce qui manque à ces têtes, ce sont des corps qui leur obéissent. Bien souvent j'ai entendu parler des chefs ; ils exposaient leur ambition, mais, en même temps, leur impuissance, il leur manquait d'être suivis : c'étaient des généraux sans armée. Ce qui leur fait aussi défaut, ce sont les ressources matérielles. Dans certaines parties privilégiées, le sol est aride ; on connaît le proverbe : « L'alouette en traversant la Castille doit emporter son grain ». Il

(1) Grenade a eu, sous les Maures, 400.000 habitants. Cordoue, un million, Tolède, autrefois capitale de l'Espagne et à laquelle Charles-Quint préféra Madrid, avait aussi une population considérable.

(2) Les fabriques de drap, de soie d'Avila, Médina, Ségovie (30.000 ouvriers) étaient alors prospères. L'importante foire qui se tenait à Medina de Rio Seco faisait appeler cette ville : Petites-Indes (*India chica*).

(3) Il y avait autrefois 5 millions de moutons de belle race ; il a fallu leur infuser du sang nouveau. Pour les mulets, c'est la France (Poitou) qui les fournit à l'Espagne. Sous les Romains et sous les Maures, l'Estramadure était d'une extraordinaire fertilité.

y a, en Espagne, beaucoup de montagnes, peu de rivières, ou plutôt peu de cours d'eau utilisables et soumis. L'Espagne est, sur un grand nombre de points, un pays nu, désolé, ingrat ; on a dévasté les forêts qui le couvraient, et, parfois, l'œil se pose attristé sur de vastes déserts. Cette absence de forêts est sans doute cause que ces mêmes cours d'eau, très rares, se gonflent aux jours de tempête, et amènent d'effroyables désastres, comme on l'a pu voir dans ces derniers temps (1).

Tous ces facteurs de la pauvreté du sol contribuent à la misère de l'habitant : celui-ci a de la peine à vivre du produit de son labeur, plus de peine encore à payer l'impôt. Toute idée d'économie paraît impossible.

Aussi les contributions sont-elles difficiles à percevoir, et par cela même, est rendu très aléatoire l'entretien des routes, des écoles, des hôpitaux. J'aurai l'occasion d'en citer des exemples : des instituteurs à qui les municipalités doivent plus de 8 millions, et dont plusieurs ne vivent que de la charité des parents de leurs élèves, ou des prêts ruineux des usuriers ; des hôpitaux, où, comme à Almeria que visitait le ministre de l'intérieur, à la suite des inondations de septembre 1891, les sœurs, les internes, les infirmiers se sont plaints de n'avoir pas été payés depuis plus de dix mois ; la Maternité de la même ville aux nourrices de laquelle il est dû huit mois de leurs gages, bien gagnés, cependant, par ces pauvres femmes à qui l'on impose d'allaiter chacune deux, et même trois enfants.

Mais j'aurai à revenir sur cette situation et à en faire apprécier l'importance.

## II

Le champ sur lequel ont porté les études visées par la mission qu'avait bien voulu me confier M. le ministre de l'Intérieur, était assez vaste. Il s'agissait, à la fois, de l'organisation sanitaire de l'Espagne, qui date de la loi de 1855 modifiée en 1866, et des règles de l'assistance aux pauvres, principalement considérée sous le rapport des secours médicaux, règles qui datent des lois de 1822 et de 1849, modifiées et complétées par des décrets royaux et des arrêtés ministériels.

L'État, la province représentée par la députation provinciale (l'analogue de nos conseils généraux, avec un peu plus d'autonomie, surtout dans certaines de ces divisions territoriales), la com-

(1) Une loi du siècle dernier ordonnait cependant à chaque homme de planter cinq arbres. Mais le paysan est ennemi des arbres, parce qu'ils protègent les petits oiseaux destructeurs des récoltes. (E. Reclus.)

mune, ont leur rôle dans l'application de ces règlements; mais, comme je l'ai fait remarquer, la difficulté de percevoir les impôts qui existe dans certaines provinces et villes, empêche, chez ces unités administratives seulement, l'exécution de mesures commandées par la loi. Il n'y a donc pas, dans la distribution des secours aux indigents, dans la protection de la santé publique, cette uniformité que nous rencontrons en France, où l'action de l'État se fait plus vigoureusement sentir, surtout depuis la loi municipale de 1884, et la création de la direction générale de l'Assistance publique.

Il fallait, pour apprécier suffisamment la situation de l'Espagne, au double point de vue qui m'occupe, faire une enquête détaillée et minutieuse, mais si j'avais eu à la conduire d'emblée, j'aurais perdu bien des jours à tâtonner, et mon voyage eût été interminable sans me mener au but.

J'avais heureusement, pour faciliter ma tâche, l'aide de nos consuls français auprès desquels m'avait introduit, dès le premier jour, une lettre bienveillante de M. le ministre des Affaires étrangères. A cette recommandation, M. Cambon, ambassadeur de France, nommé depuis à Constantinople, et qui fut, on le sait, l'un des fondateurs de la patriotique *Alliance française*, avait bien voulu ajouter sa haute et efficace intervention.

Les autorités espagnoles, de leur côté, grâce au puissant appui de M. le Président du conseil des ministres, m'ont, avec beaucoup d'empressement, initié à tous les détails ressortissant de ma mission; mes excellents confrères des hôpitaux, des Facultés de médecine, des laboratoires de chimie, et de la presse de Madrid et du reste de l'Espagne, m'ont aussi prêté un concours et ménagé un accueil dont je souhaite qu'ils trouvent ici la cordiale mais insuffisante expression.

J'avais préparé deux questionnaires.

Le premier portait sur l'hygiène urbaine : surveillance de la santé publique, déclaration des cas de maladies zymotiques aux autorités, et mesures en découlant, organisation des égouts et des autres moyens de débarrasser les villes des matières usées, alimentation hydraulique, analyse des substances alimentaires, inspection des marchés, de la vaccination, de la prostitution.

Le second questionnaire embrassait tout ce qui concerne l'assistance publique : organisation des secours médicaux et pharmaceutiques, attributions et ressources des commissions de bienfaisance, conditions d'inscription sur les listes des pauvres secourus, administration, nombre, origine et destination des hôpitaux, hospices et asiles.

Muni des réponses faites par les divers services des municipalités, ou les commissions sanitaires et hospitalières, elles-mêmes, il m'a été possible de dresser mon plan de campagne et de mener à bien ma tâche; car je n'ai eu qu'à vérifier, à contrôler, sur place, sachant bien sur quels points précis devaient porter mes investigations, et pouvant ainsi utiliser chaque minute de mon trop court voyage.

Je vais donc raconter ce que j'ai vu, et analyser mes impressions.

---

*Organisation de la bienfaisance publique.*

I

Sans remonter au XVIIIe siècle, où l'on retrouve des ordonnances de 1778, réglementant la charité publique, on peut dire que les décrets de Charles III d'Espagne, en 1803 et en 1816, ont donné à la bienfaisance, dans ce pays, un essor considérable. Ce roi, qui était plein de sollicitude « pour la partie la plus abandonnée, mais la plus productive de la population de son royaume », avait réorganisé, à cette dernière date, l'assistance à domicile et dans les hôpitaux, et, dans cette réglementation, on excluait des secours tous ceux qui mendiaient ou qui n'envoyaient pas leurs enfants aux écoles, car la propagation de l'instruction publique a préoccupé fortement les Espagnols au commencement de ce siècle.

Les Cortès de 1820 et 1821 eurent la pensée de séculariser les biens des établissements de bienfaisance, de transformer les fondations en rentes payées par l'Etat et de subventionner, avec les ressources du trésor public, les établissements les plus nécessiteux.

L'article 20 disait : « Le produit intégral de la vente des biens de la bienfaisance et de l'instruction publique, seront destinés à acheter des titres de rentes qui formeront le revenu des établissements charitables. »

Le décret du 23 février 1822, spécifiait aussi qu'on attribuerait à la bienfaisance générale la partie de l'impôt jusqu'alors consacrée aux chemins, les sommes payées par les fidèles pour être exemptés du maigre en carême, un droit sur les legs.

Toutes ces prescriptions furent plus ou moins obéies, et la main mise de l'Etat sur les fondations particulières n'allait pas sans quelques difficultés. En 1848, la reine Isabelle rendit un décret par lequel les gouverneurs des provinces étaient invités à faire une statistique exacte de tous les établissements de charité; il y en avait dont on ignorait l'existence; il en était d'autres qui, jouissant de leur autonomie, dépensaient jusqu'à 17.500 francs de remèdes pour un hôpital qui n'avait recueilli que 6 malades dans l'année! Le décret de 1849 vint réorganiser les services de la bienfaisance et la loi du 1er mai 1849 mit fin à ces scandales, en laïcisant, pour ainsi dire, toutes les fondations et en ordonnant une surveillance étroite de l'Etat sur tous les établissements.

Cependant, si les lois de 1849 et de 1855 ont apporté des modifications à la loi de 1822, on peut dire, suivant l'expression de M. Hauser (1), que ce dernier acte législatif a donné l'essence de la doctrine de la charité publique en Espagne.

Ce règlement désigne les établissements dits établissements d'Etat, et aussi les maisons hospitalières qui seront administrés par la province et dont l'organisation est obligatoire pour elle. Ce sont les maternités, les asiles de bienfaisance et les hôpitaux provinciaux.

Cette division subsiste encore, et chaque province possède les établissements que la loi lui impose, mais, comme la richesse des provinces n'est pas la même, ces établissements plus ou moins bien dotés par la province ou par la charité publique, n'ont pas une prospérité uniforme. A côté d'asiles, ou d'hôpitaux dans lesquels le service est régulier, l'outillage complet et à la hauteur du progrès, le paiement des fonctionnaires normal, on trouve d'autres œuvres vivant au pour le jour et vivant mal, n'ayant pas le nombre de salles nécessaires et payant irrégulièrement leurs serviteurs, comme je l'adéjà fait remarquer.

## II

Sauf à revenir plus tard sur certains détails, je dirai quelques mots de chaque catégorie d'établissements obligatoires déterminés surtout par la loi du 27 janvier 1885. Les établissements de l'Etat sont certaines institutions d'aliénés, incurables, vieillards et orphelins, dont nous aurons occasion de parler.

La Maternité (*Casa de Maternidad*) reçoit vers le 5e ou 6e mois de leur grossesse ou plus tard, les femmes mariées ou non, reçoit également celles qui viennent d'accoucher et se charge de la nourriture des enfants, soit dans l'établissement même, soit au dehors. C'est de là que les garçons sortiront à l'âge de 6 ans pour entrer dans un asile dit de Miséricorde ou de Bienfaisance.

A la Maternité est annexé un tour dans lequel, je dirai plus tard la façon dont les enfants sont déposés, en étudiant et appréciant cette institution.

La Commission provinciale nomme une commission de dames chargée spécialement de la surveillance de l'allaitement des enfants au dedans et au dehors.

L'Asile (Casa de *Caridad*, ou de *Beneficencia*, ou de *Misericordia*)

(1) Hauser. *Estudios medico-sociales de Sevilla*. Madrid, 1884, 2 vol. in-8.

est fait pour les enfants qui sortent de la Maternité (les garçons), pour les orphelins de la province, pour ceux que leurs parents sont impuissants à nourrir ; on y trouve des divisions spéciales pour les impotents et vieillards des deux sexes. Des écoles, des ateliers y sont installés pour les garçons et pour les filles, le but de ces œuvres étant aussi bien de secourir que d'instruire et d'élever. Certains de ces asiles, même dans des villes où des institutions annexes sont fondées, abritent jusqu'à 2.000 pensionnaires de divers âges. A ces établissements provinciaux s'ajoutent les écoles de sourds-muets et aveugles et les hôpitaux.

## III

La réglementation des hôpitaux est très compliquée et très minutieuse. Elle ne comprend pas moins de 220 articles ; l'un entre autres, prescrit qu'il n'y aura pas dans chaque ville, si importante qu'elle soit, plus de 4 hôpitaux placés aux extrémités ; l'article 107 prescrit l'isolement facultatif d'un hôpital de convalescence et obligatoire d'un asile d'aliénés (manicomio); il est, actuellement même, peu fréquemment observé. En parlant de ces asiles, le règlement défend l'emploi des moyens violents à l'égard des fous, et recommande l'installation de travaux qui puissent les occuper et les distraire.

A propos de l'assistance individuelle, le règlement prescrit des maisons de secours pour les cas de maladies les plus urgents, et les accidents de la voie publique, ainsi que le traitement à domicile. De ce dernier, réformé par un décret récent (14 juin 1891), nous aurons à parler plus longuement.

Disons, en attendant, que d'après le règlement de 1822, tout individu habitant la commune, l'étranger, lui-même, pourvu qu'il ait un métier ou profession, a droit à être secouru s'il est pauvre.

La Commission locale de bienfaisance doit, autant que possible, lui fournir du travail ; en cas de maladie, il est soigné chez lui, mais si la chose est impossible, le malade est envoyé à l'hôpital de la province aux frais de la ville.

On trouve comme conséquence de cette excellente réglementation de l'assistance, un certain article 93 qui défend la mendicité, partout où l'on a établi des maisons de secours ou l'assistance à domicile; mais les prescriptions n'en sont généralement pas observées, et les mendiants se rencontrent plus nombreux, peut-être, en Espagne que dans les autres pays.

## IV

J'ai fait allusion, plus haut, à la loi de 1875. Celle-ci, comme on le verra, a donné les règles de la bienfaisance privée. Je vais dire un mot de l'importante loi de 1849 qui a établi les divers rouages de la Bienfaisance publique.

Elle détermine les établissements qui ont le caractère public et les divise, comme la loi de 1822 l'avait fait, en généraux, provinciaux et communaux. La loi confie l'administration et la surveillance de ces trois catégories d'œuvres, à trois commissions spéciales.

La Commission générale qui a son siège à Madrid se compose de l'archevêque de Tolède, du patriarche des Indes, du commissaire général des Cruzadas, membres de droit, de deux conseillers d'Etat (intérieur et contentieux), d'un conseiller de l'instruction publique, d'un médecin membre du Conseil de santé, de quatre autres membres nommés par l'Etat, qui désigne aussi un ou deux membres d'un établissement général de bienfaisance.

On comprend que ce Conseil qui a assez d'analogie avec notre Conseil supérieur de l'assistance publique, soit le Comité consultatif du directeur général de la bienfaisance subordonné lui-même du ministre de l'Intérieur.

La Commission provinciale est, sous la présidence du gouverneur (préfet), composée des éléments suivants : le prélat diocésain, vice-président, deux chanoines désignés au gouvernement par le chapitre, ou s'il n'y a pas de chapitre, deux ecclésiastiques proposés par le prélat, un député de la province (conseiller général), un médecin, deux membres résidant au chef-lieu et nommés par le ministre sur la proposition du gouverneur, un membre du Conseil de surveillance d'un établissement provincial (hôpital ou asile). Rien d'analogue n'existe en France. Chez nous, en effet, à part les asiles d'aliénés, les dépôts de mendicité et les maternités, le Conseil général ne crée pas une organisation hospitalière proprement dites, et les maisons de refuge pour les vieillards et les orphelins sont des établissements purement municipaux.

Je dirai en passant que la loi de 1875 éleva de 7 à 11 nombre de membres des commissions provinciales, et qu'en 1885 celui des membres de la commission provinciale de Madrid fut porté à 15.

Les Commissions municipales sont présidées par l'alcade (maire). Elles ont la composition suivante : un curé, un ou deux conseillers municipaux, le plus ancien des médecins de l'assistance communale, deux ou trois membres du Conseil de surveillance d'un établissement provincial ou municipal.

Ces commissions sont chargées de l'organisation des secours à domicile et plus spécialement des secours en argent. La loi spécifie que si les commissions municipales se subdivisent dans les villes importantes en plusieurs sous-commissions, il y aura toujours dans leur sein un ecclésiastique nommé par l'alcade, sur la proposition de la Commission. Quant à celle-ci, ses membres sont nommés par le gouverneur sur la proposition du maire.

D'après le règlement de 1849, le public doit connaître par des avis insérés dans le *Journal officiel*, dans les *Bulletins* de chaque province, ou par des affiches apposées à la porte de chaque mairie; les sommes qui ont été acquises par legs, ou par donations, aux divers établissements de bienfaisance pendant le mois précédent. C'est une excellente mesure qui met le public au courant de ce que se passe, et lui permet de porter ses libéralités sur telle œuvre moins favorisée que les autres.

L'administration des établissements de bienfaisance de l'État est placée sous l'autorité du ministre de l'Intérieur, du directeur général de la bienfaisance et d'un comité de dames créé par décret du 27 avril 1875. Un inspecteur général (Visitador) intervient pour tout ce qui regarde l'hygiène, le service médical et pharmaceutique. Il a également l'inspection de tous les asiles d'aliénés provinciaux ou municipaux, au point de vue surtout de la situation morale des individus qui y sont enfermés.

Un règlement concernant les aumôniers d'hôpitaux leur prescrit d'attendre, pour donner les secours religieux, le désir formellement exprimé par le malade, et leur délègue la direction morale et spirituelle de ceux-ci.

La nomination des médecins et pharmaciens se fait généralement au concours (*oposicion*) quelquefois sur titres (*concurso*). Ils se divisent par moitié en médecins titulaires et suppléants, ces derniers non payés; mais les médecins d'hôpitaux, en Espagne, reçoivent une rétribution qui n'est pas dérisoire, comme en France, et qui varie, d'ailleurs, avec l'importance de l'établissement.

Voici la réglementation en ce qui concerne les établissement privés. Ils avaient acquis des richesses considérables; en Espagne, comme dans d'autres pays, la piété des fidèles aussi bien que leur esprit de charité avait remis jadis entre les mains du clergé les sommes nécessaires à la fondation d'œuvres diverses de bienfaisance, qui remonte à une époque reculée, et leur installation se ressent de cette ancienneté d'origine.

La loi du 23 janvier 1822, qui se préoccupait surtout de la double autonomie provinciale et communale, arriva à supprimer l'indépendance des fondations particulières. La loi du 20 juin 1849 les émancipa et les sépara un peu trop des établissements publics. Un décret rendu, en 1875, sur la proposition de M. Romero Robledo régularisa leur situation et renforça l'action administrative relâchée depuis la loi de 1849. « La bienfaisance particulière, disait le ministre, viendra ainsi en aide à la bienfaisance publique et spécialement à la bienfaisance générale en allégeant ses budgets, et jamais plus l'argent du pauvre ne sera détourné de sa destination. »

Et, en effet, le règlement qui accompagnait ce décret de 1875, tout en respectant les fondations particulières et les attributions qu'elles ont reçues de leurs fondateurs, donne à l'État la surveillance sur le domaine de l'hygiène et de la morale, sur celui de l'accomplissement strict des obligations auxquelles les œuvres particulières sont soumises. Il complète et rend facile le fonctionnement de ces œuvres, dispose des fonds supplémentaires, ou dont la destination est caduque, et les applique à d'autres œuvres du même genre.

Chaque établissement est sous la direction d'un patronage (Junta de Patronos) qui doit se tenir toujours en règle vis-à-vis de l'État, lequel peut destituer, pour des faits graves, les membres de cette Commission nommés par lui dans les conditions proscrites par les fondateurs. Ces commissions soumettent leurs comptes et budgets à la Commission provinciale dans le ressort de laquelle elles fonctionnent, et ces documents sont envoyés à la direction générale de Madrid pour approbation définitive.

---

## § 2. — *L'assistance à domicile.*

### I

Il n'est pas de commune espagole, si pauvre qu'elle soit, qui, d'après les lois de bienfaisance du pays, ne doive posséder, réduit à sa plus simple expression, un asile disposé pour des secours momentanés aux blessés, ou pour la réception des malades ou infirmes, jusqu'au moment où ils seront envoyés à l'établissement provincial le plus voisin (article 88 de la loi de 1849).

L'article 88 du règlement du 14 mai 1852, dit que ces établissements pourront être aussi simples que possible, eu égard à la pauvreté de la commune ; ils comprendront « une salle de réception, une chambre avec deux lits, une voiture ou tartane, et deux chevaux bien entretenus ».

L'article 89 demande que, dans les communes aisées, l'installation de ces asiles soit digne de la ville, et qu'elles puissent même garder les malades ou blessés, s'il y a danger à les transporter ailleurs.

L'article 90 y insiste en disant que les secours et l'hospitalisation à domicile constituent l'objet véritable et essentiel de la bienfaisance municipale.

La plupart du temps ce sont des médecins municipaux qui font le service de ces asiles, qu'on appelle maisons de secours (casas de socorro), et j'aurai à étudier cette organisation de la médecine municipale et par conséquent les conditions de l'assistance à domicile. Mais auparavant je voudrais dire un mot des « *Casas de socorro* » elles-mêmes.

La loi, en en prescrivant l'installation dans chaque ville, indique qu'elles seront composées d'une petite pièce pour le pansement, d'une autre contenant quatre lits au moins, d'une salle de consultation, d'une chambre à coucher pour le médecin de garde, d'une autre pour l'aide (*practicante*, praticien, à peu près analogue à un interne), enfin d'une pièce pour magasin, vestiaire, lingerie, etc.

Dans chacune de ces maisons, il y aura deux médecins nommés au concours, et qui seront de garde à tour de rôle, soit pour être prêts à soigner les malades qu'on leur amènera, soit pour donner des consultations gratuites.

La maison de secours est sous la direction de l'alcade assisté de trois conseillers municipaux. C'est à cette autorité, que le médecin le plus ancien doit rendre compte de tout ce qui se passe dans l'établissement (statistique et nature des secours, comptes, etc.).

La maison est munie de moyens de transport pour les malades ou blessés qui tombent dans la rue, et qu'il y a lieu de transférer soit à la maison de secours, soit à l'hôpital, soit à domicile ; généralement ils passent par la maison, avant d'aller à une des autres destinations. Dans les grandes villes, les maisons ont un téléphone permettant de communiquer avec l'hôpital, l'autorité, ou les particuliers.

La loi qui prescrit l'installation de ces asiles, n'a pas été toujours obéie. L'État s'était d'abord chargé de leur installation et de leur entretien. Un règlement récent les met à la charge des villes ; et cependant toutes n'en ont pas organisé elles-mêmes ; dans certaines, on n'a pu en avoir que grâce à la générosité d'enfants du pays. Santander, ville de 41.000 habitants, en est dépourvue. ou, plutôt, ce que l'on connaît sous ce nom manque de médecin.

Voici un aperçu du nombre des cas soignés dans quelques villes, et que je trouve au Bulletin officiel, publié chaque mois par la direction générale, l'analogue pour toute l'Espagne du Bulletin que publie mensuellement pour Paris, mon distingué confrère et ami le Dr Bertillon.

A Séville, ville de 143.182 habitants, il y a, depuis 1870, trois maisons de secours dont l'une dans le faubourg populeux et industriel de Triana. Les frais, pendant l'année 1890,se sont élevés à 42.955 fr. Les deux maisons urbaines ont eu à soigner 3.211 cas de maladies internes, 4.000 cas de maladies externes, 2.904 accidents; 1.858 opérations ont été faites.

Pour la maison du faubourg, il y a eu : malades internes 1.630, externes 2.012, accidents 1.698, opérations 1.100.

On voit que la proportion est plus forte pour le quartier populeux et industriel. La totalité des cas dans lesquels ont eu à intervenir les maisons de secours à Séville est donc de 15.453. Il y a en 2.958 opérations.

En outre pour le premier trimestre de 1891, le nombre des cas a été de 876 en janvier, 1.121 en février (époque du carnaval), 282 en mars. Barcelone, ville beaucoup plus importante (277.000 habitants), a présenté pendant ces mêmes mois 310, 435 et 307 cas. Alicante, port marchand de 32.563 âmes en a donné 161.170.208.

Dans son excellente monographie sur Séville, M. Hauser, faisant la statistique des maisons de secours de cette ville, trouvait que le minimum des cas se présentait en hiver et le maximum en été, et il expliquait cette supériorité par ce fait que, dans cette dernière saison, les marchés sont moins abondamment pourvus, à cause de l'exportation des produits du sol, qu'il y a plus d'occupations pour les ouvriers du bâtiment, que la taverne est plus fréquentée pour le jeu et la boisson ; qu'enfin la chaleur tropicale qui règne alors (en août 1891, on a observé 44°) rend les têtes plus chaudes et l'humeur plus batailleuse. Inutile de dire que les casas de socorro établies dans chacune des dix districts de Madrid sont fort bien installées et dirigées ; j'ai pu m'en convaincre dans une visite faite en la compagnie de mon confrère, le D^r Espina, médecin distingué de l'hôpital provincial, et sur laquelle je reviendrai.

Je vais maintenant arriver aux médecins municipaux.

## II

Un vieux livre très curieux de Cristobal Perez de Herrenera, paru en 1598 et intitulé : Discours sur la protection des pauvres vrais (legitimos pobres), fait allusion à l'assistance des pauvres honteux qu'il voudrait voir organiser par toute l'Espagne, comme elle l'es déjà à Victoria, Lisbonne, Valence et à Madrid, par les soins des confréries de la Miséricorde.

Il s'agit d'associés qui vont visiter les pauvres deux fois par semaine, les consolent et leur donnent une carte, laquelle est remise au médecin ou au chirurgien salarié qui les visite à son tour, avec deux barbiers, et leur donne en secret des remèdes, un petit pain, une demi-livre de viande et huit maravedis pour acheter des œufs, le tout appuyé d'un certificat de confession, sauf, si la maladie se prolonge, à ajouter des oiseaux, des biscuits et des conserves ; s'occupe aussi de l'administration des derniers sacrements et en cas de mort les fait enterrer avec le linge et les cierges qu'on tient en réserve pour cet objet. Et l'auteur ajoute que si le malade ne peut se faire soigner à domicile, on l'envoie dans une infirmerie spéciale ou, s'il ne s'agit pas de maladies contagieuses, à l'hôpital d'Anton-Martin, où l'on donne chaque jour un réal (vingt-cinq centimes) par malade ; à l'infirmerie, est attaché un majordome marié qui est aidé de sa femme, d'un domestique et d'une servante.

J'ai tenu à citer ce passage qui montre ce qu'était l'assistance publique en Espagne, il y a trois siècles. J'arrive à ce qui se fait de nos jours, c'est-à-dire aux médecins municipaux qu'on appelle médecins titulaires, ou de *partidos*.

On verra que cette organisation est celle qui est connue en France sous le nom de médecine cantonale, et qui n'existe, d'ailleurs que dans la moitié environ de nos départements. En Espagne, cette médecine est plus généralisée et fonctionne assez convenablement dans les plus petites villes, mais, comme on le verra, si les règlements imposent certaines conditions aux médecins titulaires, leurs honoraires sont quelquefois très médiocres et forcent le praticien à exercer une profession à côté.

Je connais un médecin d'un petit village de la frontière qu'un de nos confrères français trouva occupé à labourer sa terre. Interrogé là-dessus, le médecin espagnol répondit qu'obligé par le règlement à ne pas s'éloigner sans l'autorisation du maire, et brouillé avec ce magistrat, il ne pouvait exercer en dehors de sa commune, et était contraint de demander au travail manuel de quoi suffire à ses besoins et à ceux de sa famille.

L'article 66 de la loi de 1866 crée des médecins municipaux chargés du soin des indigents, et autorise les communes trop pauvres à s'associer à d'autres pour payer ce médecin. Les honoraires de celui-ci sont réglés par contrat et le paiement en est obligatoire pour les municipalités. On prescrit aux médecins titulaires de ne pas s'absenter en cas d'épidémie, ils doivent, dans les autres cas, prévenir la municipalité de leurs absences. Une pension de 500 à 1.250 francs est donnée à chaque médecin devenu incapable de travailler, par suite des services rendus dans une épidémie, et pour tout le temps que dure cette incapacité. Il en sera de même pour les médecins non titulaires qui auront prêté leurs services en temps d'épidémie. En cas de mort la pension est reversible sur les veuves.

L'article 79 de cette loi, s'appuyant sur la liberté de la profession, déclare qu'aucun service public ne peut être demandé à un autre médecin que le titulaire, à moins de cas urgent et moyennant rétribution spéciale. Pour « maintenir la dignité médicale » l'article 80 prescrivait l'établissement d'une sorte de Jury médical dans chaque province avec règlement à établir par l'État. C'est l'analogue de l'ordre des médecins contre lequel se sont élevées en France tant d'objections.

En ce qui concerne les pharmaciens, la loi leur défend la délivrance d'aucun remède, s'il n'est prescrit par une ordonnance de médecin écrite clairement, sans abréviation, correction, ni signes. On leur interdit de délivrer des médicaments « héroïques » à une dose supérieure à celle du Codex, à moins que le médecin consulté ne persiste et n'affirme à nouveau son ordonnance.

Les remèdes secrets sont interdits, mais ceux qui veulent trafiquer d'un remède par eux découvert doivent en demander le paiement par l'État, au moyen d'un mémoire que le gouvernement soumet à l'Académie de médecine ; si l'inventeur n'est pas satisfait de la récompense, le gouvernement consulte le Conseil royal de santé, et alors les effets et la composition du remède sont publiés dans la *Pharmacopée officielle.*

Laissant de côté le texte d'une nouvelle loi publiée le 24 octobre 1873, je dirai qu'un décret du 14 juin 1891 a modifié l'organisation que je viens d'esquisser ; bien que faite sous l'inspiration d'une Commission médicale présidée par M. Matias Nieto Serrano, secrétaire de l'Académie de médecine et directeur du *Siglo medico*, elle a soulevé grand nombre de réclamations au sein de la profession médicale, et, pour faire un corps de ces réclamations, le *Siglo medico*, lui-même, a organisé un congrès de médecins « titulaires » qui s'est tenu le 1er décembre, à Madrid.

## III

Le décret nouveau détermine que chaque commune de moins de 4.000 familles (vecinos) (1) a des médecins et pharmaciens municipaux munis du titre de docteur ou de licencié, délivré par l'une des universités espagnoles.

L'obligation des médecins municipaux ne se borne pas à l'assistance gratuite des pauvres (accouchement et vaccination compris); ils doivent encore donner leur concours à l'autorité gouvernementale, ou municipale, pour toute mesure de leur compétence touchant la santé publique, faire la vérification des décès, s'il n'y a pas un

(1) On appelle Vecino l'habitant d'une ville né ou domicilié depuis longtemps dans la commune, et qui paie ses impôts et figure sur les feuilles de recensement. La réunion des *Vecinos* forme la *population de droit* ; au contraire, si on ajoute la population flottante, on obtient la *population de fait.*

service municipal spécial, enfin prêter sur réquisition, et moyennant des honoraires fixés par la loi, leur aide à l'autorité judiciaire en cas d'absence des médecins spéciaux (Délégués).

Le règlement nouveau considère comme indigents ceux qui ne paient aucune contribution à l'État, à la province ou à la commune, et ne sont les salariés d'aucune de ces administrations.

Dans les villes de plus de 4.000 *vecinos*, il y aura une liste des pauvres dressée chaque année par le Conseil municipal, et communiquée aux médecins et au public, mais elle reste ouverte pour les inscriptions pendant l'année.

Les communes de moins de 4.000 *vecinos* auront un médecin-chirurgien municipal par chaque groupe de 300 familles pauvres, et un en plus pour chaque groupe supplémentaire de 150. Néanmoins, même pour 300 familles pauvres seulement, s'il y a des difficultés dans leur assistance, la ville pourra être divisée en districts ayant chacun son médecin.

Les communes trop pauvres, pourront se réunir pour ne payer qu'un médecin; ces groupes devront être approuvés pour le gouvernement.

Les villes devront aussi entretenir des «praticiens» municipaux.

Le médecin est libre de traiter de gré à gré avec les malades aisés (le plus souvent par abonnements), mais ceux-ci peuvent se former en Société, sous la surveillance et avec l'intervention du maire autorisé par le gouvernement.

L'élection du médecin communal se fera par les soins de la Commission de santé, à la majorité des suffrages, après annonce officielle de la vacance, et après un délai suffisant.

Les pharmaciens désignés comme pharmaciens municipaux devront posséder tous les remèdes de la pharmacopée espagnole; les médecins et chirurgiens devront posséder « tous les instruments, appareils chirurgicaux et moyens nécessaires à l'exercice de leurs fonctions déterminés nominativement par le Conseil royal de santé. »

Comme chargés de proposer les mesures pour faire disparaître les causes d'insalubrité, et diminuer les dommages causés par une maladie quelconque régnant dans la ville, les médecins communaux sont, de droit, membres des Commissions municipales de santé dont nous parlerons plus tard.

Les médecins ne pourront être privés de leur emploi, qu'en des cas spéciaux et par décision de la Députation provinciale, sur avis de la Commission de santé provinciale.

En cas d'absence ou d'empêchement, les médecins municipaux doivent trouver un confrère qui les remplace. Ils ne doivent pas quitter la commune en temps d'épidémie, et en temps ordinaire, ils doivent prévenir l'alcade de leur absence.

S'ils meurent dans une épidémie, leurs veuves et leurs orphelins ont droit à une pension déterminée par une loi spéciale de 1862. Dans d'autres conditions, et à raison des mérites du titulaire, ces mêmes pensions peuvent être accordées à leurs veuves et orphelins.

Les contrats actuels entre médecins et communes pourront être renouvelés par accord entre les parties tout en étant soumis aux règles du présent règlement.

S'il n'y a pas accord, il y aura lieu de recourir à une nomination régulière sur présentation de titres (concours). La durée des contrats est de quatre ans, avec le renouvellement facultatif.

## IV

Depuis qu'est publié ce décret, qui, ainsi que je l'ai dit, a donné lieu à de vives discussions dans la presse politique et professionnelle, plusieurs communes ont eu à faire appel aux médecins qui désireraient devenir titulaires.

Voici un aperçu des honoraires que donnent les municipalités aux médecins qui se mettent à leur disposition : à l'Escorial, commune de 1.150 habitants, le médecin municipal reçoit 999 pesetas (francs), pour 40 familles pauvres, il traite de gré à gré avec les familles aisées.

A Aguero (Huesca), commune de 1.250 habitants, le médecin ne reçoit que 50 pesetas pour le service de la bienfaisance.

A Adelo (Murcie), le médecin de partido de Totana (1.369 habitants), reçoit 974 pesetas.

A Olocau (Valence), le médecin du parti de Livra (1.082 habitants), reçoit 250 pesetas pour la bienfaisance et traite avec les gens aisés.

Le médecin de Sella (1.800 habitants), province d'Alicante, reçoit 800 pesetas pour 200 familles pauvres.

A Casarrubuelos (province de Madrid), on offre au médecin municipal 4 pesetas 1/2 par jour pour l'assistance du village qui a 96 citoyens et 417 habitants.

A Orea (Guadalajara), le médecin reçoit pour 250 citoyens, 240 p. servant à l'assistance de 30 familles pauvres et 570 pesetas et 170 fanègues (930 hectol ) de blé pour les autres habitants.

A Abadia (Cacérès), le médecin est payé 2.000 pesetas pour toute la commune qui comprend 100 familles.

A Sentesteban del Puesto (Jaen), qui a 4.897 habitants, on donne au médecin 750 pesetas pour l'assistance de 300 familles pauvres.

A Torrebclena (Guadalajara), qui n'a que 122 habitants, on donne au médecin 375 pesetas pour soigner 4 familles pauvres.

A San Martin de la Vega (Avila), qui a 779 habitants, le médecin reçoit 340 pesetas pour 20 familles pauvres et 2 000 pour le reste de la population.

On voit quelle variété il y a dans l'importance des services demandés aux médecins et dans le taux de leur rémunération.

## V

Dernièrement, l'alcade de la « très illustre et toujours fidèle et héroïque cité d'Alicante » mettait au concours trois places de médecin chargés de l'hospitalisation domiciliaire aux appointements de 1.500 fr.

Le traitement des pauvres et l'hygiène des maladies vénériennes entrent dans les attributions de ces médecins.

Outre le titre de licencié ou celui de docteur et l'exercice de la médecine pendant trois ans. les candidats doivent prendre part à un concours, qui aura lieu dans les soixante jours de la publication dans la *Gazette de Madrid* et le *Bulletin officiel de la province.* Voici les épreuves du concours : 1° examen d'un cas de pratique de médecine et chirurgie (aigu, autant que possible); 2° une opération du genre de celles appelées urgentes et application d'un appareil de fracture. Réponse à 10 questions : 3 de médecine, 3 de chirurgie (spécialement traumatisme), 2 d'obstétrique et médecine légale, 2 d'hygiène. L'examen du cas de médecine ou de chirurgie (tiré au sort sur 4 cas), sera fait pendant une demi-heure par le candidat, qui y réfléchira une heure, en parlera une autre heure et sera contredit par chacun de ses concurrents, sans que chaque contradiction puisse dépasser un quart d'heure.

Pour l'épreuve n° 2, le candidat tirera au sort sur 30 questions préparées par le jury et passera de une demi-heure à une heure à traiter le sujet.

Pour l'épreuve n° 3, le candidat parlera une demi-heure sur les 10 questions qu'il aura tirées au sort sur un total de 50.

Dans certaines villes, tous les services médicaux mis au concours sont hiérarchisés. Ainsi, à Bilbao (54.000 hab.), depuis le 1er avril 1891, les degrés de la hiérarchie sont ainsi établis : surnuméraire, médecin d'entrée de l'hôpital, médecin vérificateur des décès, médecin de la prostitution, médecin municipal d'un district avec l'assistance à domicile et les écoles, médecin de salles de médecine, médecin de salles de chirurgie, directeur de l'hôpital. Les honoraires varient naturellement depuis ceux du surnuméraire, qui n'en touche que pour ses suppléances, jusqu'au médecin-directeur, qui a 4.000 fr., en passant par les médecins et chirurgiens, qui ont 2.500 et 3.000 fr. Le médecin des décès s'occupe en outre de tout ce qui a trait aux cimetières et à la désinfection en cas de maladies contagieuses.

L'assistance est donnée aux pauvres des villes, mais dans des conditions qui varient maigré les termes mêmes de la loi reproduite plus haut. La plupart du temps, il suffit d'habiter la ville et d'être reconnu pauvre par la municipalité, la commission de bienfaisance ou les sous-commissions du quartier; ailleurs (Alicante), on considère comme pauvres ceux qui ne paient pas de contributions et n'ont pas un salaire supérieur à 2 ou 3 fr. (Valence). Ailleurs, il faut quatre ans de résidence (Pampelune) ou dix (Alsa, 1.500 hab., et Tolosa, 8.000 hab.).

Les consultations se font au domicile du médecin, à l'hôpital ou dans les maisons de secours; dans quelques villes il n'y en a pas.

Dans certaines (Saragosse), l'assistance officielle à domicile n'existe pour ainsi dire pas; de nombreuses sociétés y suppléent, m'a-t-on dit, car les ressources municipales sont très restreintes.

A Tarragone, l'ayuntamiento dresse la liste des pauvres autorisés à implorer la charité pubiique.

Tantôt les remèdes sont fournis gratuitement aux pauvres par le pharmacien titulaire de l'hôpital ou par les médecins de la ville, à tour de rôle, avec paiement au rabais des remèdes délivrés (60.000 fr. à Madrid, 400.000 habitants); tantôt la ville donne une somme fixe par forfait à un pharmacien choisi par elle : 750 fr. à Irun (9.900 hab.), 19.000 fr. à Séville (126.721 hab.). Dans certaines villes, les remèdes ne sont pas donnés gratuitement.

## § 3. — *Les Hôpitaux.*

### I

La loi des Cortès du 17 décembre 1820 ordonnait la création d'établissements de secours pour les pauvres malades qu'on ne pouvait soigner chez eux. Si le travail manquait, il fallait en fournir aux pauvres et leur donner de la soupe comme salaire. La loi limitait le bénéfice de l'hôpital à ceux qu'on ne pouvait soigner chez eux, à ceux qui n'habitaient pas la localité, à ceux atteints de maladies suspectes, à ceux qui, bien que non citoyens de la ville, y habitaient, mais tous à condition qu'ils fussent de bonnes vie et mœurs et eussent une occupation connue.

La description détaillée de tous les hôpitaux que j'ai eu à visiter au cours de ma mission serait fastidieuse et encombrerait inutilement cette relation. Dans chaque capitale de province il y a un hôpital provincial où l'on est reçu gratuitement. Lorsque le malade réside dans une ville de la province qui n'a pas d'hôpital, il est envoyé, s'il est pauvre, à l'hôpital provincial par les soins de la municipalité de sa commune qui paie son séjour par moitié avec a province.

Quelques villes ont deux hôpitaux, comme Cordoue qui en a un pour les maladies aiguës, (350 à 400 malades) et un pour les maladies chroniques (120 à 130). Je mets à part Madrid et Barcelone, villes auxquelles je consacrerai une monographie spéciale pour tout ce qui concerne l'organisation sanitaire et l'assistance.

D'autres villes ont un hôpital militaire où les soldats sont admis moyennant un prix de journée qui ne dépasse guère 1 fr.50, et sont soignés par un médecin militaire. Il y a dans presque tous les hôpitaux provinciaux ou des villes, à part les départements réservés aux lépreux et aux déments, quelques chambres où l'on recueille les prostituées malades. C'est, en général, une série de chambres fermées sous une seule clé, et d'une installation fort primitive.

Les malades aisés peuvent se faire soigner à l'hôpital en payant soit 75 centimes, s'ils sont dans les salles communes, soit 2 à 4 fr. (Oviedo), s'ils sont dans des chambres séparées.

## II

Parmi les hôpitaux que j'ai vus, il faut citer, pour ses larges proportions et ses installations, l'hôpital provincial de Valence, lequel fait moudre son blé et fabrique son pain. Le rez-de-chaussée se compose de quatre grandes salles au croisement desquelles est une vaste circonférence éclairée par un dôme; dans les angles rentrants que forment les quatre longues salles, il y a à l'extérieur un jardin pour la promenade des malades, soit quatre en tout. Le rez-de-chaussée est réservé aux hommes ; les femmes ont leurs lits au premier.

Les salles des deux sexes sont divisées par spécialités de maladies, pour le service de chacune desquelles il y a un médecin : maladies des organes digestifs, des organes de la circulation et de la respiration, des voies génito-urinaires.

Les salles de chirurgie qui ne figurent pas dans la partie en croix ont aussi leurs médecins spéciaux, deux salles pour la chirurgie générale, deux pour les traumatismss, une pour les maladies des organes génito-urinaires (y compris les dermatoses), une pour les yeux.

Dans les villes où il y a une école de médecine, l'hôpital provincial met à la disposition des professeurs une ou plusieurs salles pour leurs cliniques : Madrid, Barcelone, Cadix, Saragosse où l'on construit actuellement une Faculté qui sera à la hauteur de tous les progrès, sont dans ce cas.

Parmi les villes, chefs-lieux ou non de province, où il y a un hôpital municipal, on peut citer Valence, qui a un établissement pour les maladies contagieuses et infectieuses recevant les citoyens et tous les étrangers de passage, Sarragosse, ville de 26.952 habit. ayant un hôpital de 30 lits, Irsun (9.900 habit., 80 lits), Port Sainte-Marie, près Cadix (20.000 habit.), La Corogne (39.602 habit., qui a l'hôpital de *Caridad* pour 90 malades, et un *hospitalito* pour malades infectieuses), Séville (126.721 habit.) avec un hôpital soutenu par la municipalité ayant 50 malades, en moyenne, à côté des autres hôpitaux de la province, etc.

L'hôpital d'Alicante est un exemple d'hôpital provincial de petite ville, il est petit, peu aéré, mais clair, il s'est peu à peu agrandi et peut contenir 130 lits; il n'y en avait que 115 d'occupés le jour où je l'ai visité. Le service est fait par 2 médecins à 2.000 fr., 1 chirurgien pour les maladies des yeux très fréquentes dans la province. Les praticiens, au nombre de 3, sont payés 1.225 fr. et il y a 3 infirmiers, 1 infirmière, et 12 sœurs qui, en outre de la surveillance, donnent des soins aux femmes malades.

L'administration paraît régulière, le directeur qui me faisait les honneurs de l'hôpital m'assurait que la nourriture y est « excellentissime. »

L'hôpital de Cadix, voisin de l'École de médecine, présente cette particularité qu'il donne asile aux voyageurs qui se préparent à aller en mer. S'ils doivent y passer huit jours, ils couchent dans les salles d'en bas, s'ils doivent dépasser ce séjour, ils vont aux salles du 1er étage ; on reçoit également des payants de cette catégorie.

III

La charité privée a aussi ses hôpitaux que nous étudierons surtout en parlant de Madrid et de Barcelone, mais qui sont peu nombreux dans les autres provinces.

A Cadix, un assez grand hôpital, suffisamment aménagé, est la propriété d'une confrérie qui s'est organisée de façon à ce que chaque membre ait un pauvre à secourir et à entretenir, depuis le moment où ce dernier est tombé malade, c'est-à-dire, qu'il lui paye les soins médicaux et les journées de maladie. S'il arrive que le sociétaire, à qui est échu l'entretien d'un malade, croit que ses ressources ne lui suffiront pas pour pousser jusqu'au bout sa protection, il s'adresse au chef qui provoque l'offre d'un nouveau sociétaire, ou le désigne d'office. A Ségovie, il y a deux hôpitaux particuliers, dont l'un, la *Misericordia*, soutenu par l'évêque.

Dans d'autres hôpitaux provinciaux, la charité privée s'introduit pour un service spécial ; c'est ainsi qu'une société de « servantes des pauvres et de la soupe », dont le titre indique le rôle, entretient 5 salles de convalescents à l'hôpital provincial de Saragosse.

IV

J'ai dit que les médecins des hôpitaux ont une situation autre en Espagne qu'en France. Dans la plupart des villes importantes, ils sont nommés au concours, et arrivent, par échelon, au grade de médecin directeur de l'hôpital dans lequel ils sont entrés comme simples médecins-adjoints ou de garde. Leurs appointements sont compris entre les chiffres extrêmes de 500 et 5.000 fr, Quelquefois, c'est sur leurs titres qu'ils sont choisis. Ils sont aidés dans leur tâche par une catégorie de praticiens, qui portent, en effet, en Espagne, le nom de «practicantes» et qui sont, dans certains hôpitaux et villes, les analogues de nos internes, dans d'autres, les analogues des officiers de santé. C'est une classe de médecins qui a subi bien des variations, dont il y a environ 9.000 en Espagne, et que l'on a tendance à faire disparaître. Parmi ces praticiens, qui aident le médecin en ville ou à l'hôpital, par service imposé ou volontairement, il y en a qui resteront toujours ce qu'ils sont, assistant les chirurgiens dans leurs opérations et les médecins dans l'application des remèdes.

Les conditions pour acquérir le titre de praticien sont l'écriture, le système métrique, l'anatomie régionale et générale, la science des bandages, pansements et des opérations de petite chirurgie, à exception de la chirurgie dentaire, un stage de deux ans dans un hôpital contenant au moins 60 lits et où l'on a rempli les fonctions d'aide du chef de service qui délivrera un certificat au candidat. Un examen passé devant un jury composé d'un professeur de Faculté, d'un médecin d'hôpital et d'un agrégé de Faculté, constate la capacité du candidat. Les praticiens de pharmacie remplacent les notions d'anatomie et de bandages et appareils par l'histoire naturelle et la préparation des remèdes.

Pour les sages-femmes (matronas), on demande des notions d'obstétrique (anatomie physiologique) d'accouchement naturel, plus les règles à suivre en cas d'accouchement naturel en ce qui concerne l'accouchée et le nouveau-né, et en cas de baptême des enfants qui seraient en danger de mort. Un certificat constatant un stage de deux ans dans une maternité leur est nécessaire. L'examen est passé dans les mêmes conditions que ceux des praticiens qui, on le voit, sont des officiers de santé dont l'instruction est moins complète que chez nous.

V

J'ai assisté à plusieurs visites d'hôpital, soit à Madrid, où le chef de service est aidé d'un chef de clinique nommé au concours, et d'internes nommés de même, ou de ces derniers seulement, travailleurs expérimentés qui secondent le maître et seront, à leur tour des médecins ou des chirurgiens distingués, soit dans des villes de moins d'importance, Cadix, Pampelune, Bilbao, Grenade, où les praticiens suivent la visite du chef, prennent pour lui des observations, exécutent ses ordres dans la journée, relativement aux soins, médicaments, ou pansements. Il y a toujours un praticien de garde; dans les grands hôpitaux, ils sont sous la surveillance du plus ancien d'entre eux.

Les sœurs sont, de par les règlements, chargées de tout le service materiel des salles et des malades, en dehors des soins médicaux, propreté des salles, garde des effets des malades, lingerie, cuisine, etc. Dans la plupart des hôpitaux d'Espagne, comme dans la plupart de ceux de France, la sœur ne fait pas les pansements. Des infirmiers et infirmières en sont chargés. Il y a, en outre, des serviteurs (mozos, garçons et criadas, servantes); les premiers ont la surveillance des salles, la distribution des aliments et remèdes, la préparation des bains, le service de la propreté sous la direction des sœurs, le service des autopsies; les secondes sont à la disposition des sœurs pour le service des salles, des vêtements et de la cuisine. La pharmacie est tenue par un pharmacien ou des sœurs, suivant l'importance de l'hôpital.

## VI

Les établissements généraux, entretenus par l'État, sont au ombre de 8. L'hôpital de la Princesse, dont je parlerai en faisant la monographie de Madrid ; l'hôpital des Incurables hommes de Madrid (Nuestra Sonora del Carmen où l'on entre à 50 ans), celui des Incurables femmes de la même ville (Jésus le Nazaréen) qui sont réservés tous deux à 250 incurables n'ayant ni moyens d'existence, ni familles capables de subvenir à leurs besoins.

L'hôpital des décrépits et aveugles de Tolède (hôpital du Roi), qui admet les impotents à 65 ans et les aveugles à 40; dans les trois derniers établissements que je viens de désigner, l'entrée est gratuite, mais un dixième des admis peuvent être pris parmi des infirmes capables de payer 1 fr. 50 par jour.

Il y a encore l'asile d'aliénés de Leganès, dont je parlerai bientôt, l'hôpital hydrologique de Charles III à Trillo (Guadalajara) l'analogue de nos hôpitaux thermaux de Vichy, Barèges, Amélie, etc., le collège des aveugles de Sainte-Catherine à Madrid, qui enseigne surtout la musique et le chant à ces deshérités, qui sont au nombre de 24 et restent au collège huit ans.

J'ai remarqué que, dans les conditions faites au portier, on lui demande d'être célibataire ou veuf sans enfants, et de savoir lire et écrire. Le dernier établissement d'État est celui des orphelins de l'Union, à Aranjuez, destiné à 94 enfants de soldats ou citoyens morts au service de la patrie, dont 24 filles de soldats de la garde civile (gendarmes) décédés; on ne les admet qu'à l'âge de 14 ans. Elles sont instruites par des sœurs de charité.

## § 4. — *Asiles d'aliénés.*

### I

Une classe intéressante à laquelle chaque pays doit aide et pro-protection, ce sont les fous.

La loi de 1849 exige que l'Etat ait des asiles d'aliénés; mais il n'a encore que celui de Leganès, à quelques kilomètres de Madrid, entouré de petites maisons dans lesquelles des médecins soignent quelques pensionnaires (1).

L'Etat a été, jusqu'ici, empêché de créer d'autres établissements de ce genre; il propose cependant la création d'un nouvel asile où l'on réunirait les fous de Ciempozuelos (Madrid) et Bandillo de Llobregat (Barcelone); mais, en attendant, il autorise (décret de 1887 présenté par M. Leon y Castillo) les provinces à créer des asiles et même à s'associer à d'autres à cette intention, sauf à entretenir lui, État, ces établissements. La loi de 1849 confirmée par d'autres avait indiqué, comme sièges des premiers asiles à créer, Madrid, Barcelone, Saragosse, Valladolid et la Corogne; ces villes ont été autorisées à vendre des biens hospitaliers pour remplir le vœu de la loi.

Le règlement du 14 mai 1852, un décret du 19 avril 1887, sont venus, comme je l'ai dit, corroborer la loi de 1849. Mais l'Etat recule encore le moment où il entretiendra les asiles provinciaux. Or l'entretien des aliénés par la province de Madrid, qui n'était que de 52 838 fr. dans l'exercice de 1878-79 est monté à 164.000 fr. dans celui de 1888-89 et atteindra 200.000 francs pour l'exercice de 1890-91, bien que depuis longtemps cette province renvoie dans leur pays d'origine les aliénés qui deviennent malades à Madrid. Le seul hôpital qui soit en construction aujourd'hui, et sera terminé dans deux ans, est celui de Pampelune dû à la générosité posthume de M. Daoix.

---

(1) J'ai visité l'une d'elles, la Casa de Salud de Santa Rosa. Les pensionnaires y paient 7 francs 50 et 5 francs par jour suivant la classe.

La première statistique complète que je trouve sur les aliénés en Espagne date de 1848. Il y avait alors 66 établissements, dont 4 spéciaux, 32 hôpitaux provinciaux, avec département réservé aux fous, deux maisons dites *inclusas* (femmes en couches), 14 prisons, 2 bateaux-prisons, 1 présidio (bagne), un couvent de nonnes; et dans ces établissements, 1 626 fous, dont 1.475 aux frais de la charité publique, et 151 aux frais de leurs familles. 5.661 étaient gardés chez eux, soit 1 pour 1.667 habitants avec la proportion de 5 femmes pour 6 hommes.

La loi de 1849 arrive, puis celle du 1er avril 1860, établissant davantage encore la nécessité de créer six asiles d'État. On crée bientôt, dans la province de Madrid, l'asile de Ciempozuelos (hermanos de San Juan de Dios), on en fonde deux à Barcelone, puis quelques autres, et la statistique de 1879 à 1880 porte une population de 3.790 aliénés (dont 17 étrangers) dans les asiles existants; 197 sont à l'asile national de Leganès, 2.047 dans les 10 asiles provinciaux spéciaux, 64 dans les départements réservés aux fous dans 8 hôpitaux provinciaux, 935 dans les asiles privés; on n'a pas fait l'état de ceux soignés chez eux.

La population d'aliénés soignée dans les asiles a donc augmenté, en trente ans, de 2.164.

Il y a actuellement 26 asiles d'aliénés en Espagne.

## II

L'asile des aliénés d'Ysabel dont je viens de parler, placé à Leganès, à une dizaine de kilomètres de Madrid, dans une situation pittoresque et salubre, est un grand établissement non encore achevé, et dont la partie consacrée aux femmes est seule neuve. Mais on travaille à transformer en pavillons convenables les cabanons dans lesquels sont actuellement les fous hommes. Deux médecins habitent l'établissement. Le médecin directeur, M. Ignacio del Mazo, m'en a fait les honneurs avec une exquise obligeance, et m'a mis au courant du régime intérieur, au double point de vue matériel et moral. Le service de l'alimentation m'a paru tout particulièrement bien réglé. Dans l'une des vastes cours de l'établissement, je me suis entretenu avec Galeote, le prêtre qui a assassiné un évêque de Madrid, il y a quelques années, et dont la folie a été l'objet de tant de discussions; il est le seul à la nier aujourd'hui, et il s'est efforcé de m'expliquer pourquoi on le faisait passer pour fou.

L'hospice de Leganès a un administrateur, et, de plus, une commission de patronage, comme les autres établissements de bienfaisance; il reçoit des aliénés pauvres, et d'autres payant pension, et il est soumis au règlement général de ce genre d'institutions.

Je vais en donner un aperçu qui ne sera pas inutile au moment où l'on s'occupe en France, de la réforme sur les aliénés.

## III

Voici les règles d'admission déterminées par les lois des 12 et 19 mai 1885 :

Il y a deux genres d'admission pour les aliénés, l'admission temporaire (aliénés en observation) et l'admission définitive. Ce n'est que dans les asiles provinciaux qu'on pratique le premier mode.

Pour qu'on admette un aliéné à l'observation, il faut une requête motivée, présentée par le parent le plus proche, appuyée d'un certificat de deux médecins, visé par le Délégué médical (1) du district et par le maire. La requête est remise à la Députation provinciale ou à l'Ayuntamiento, selon la nature de l'établissement. Tous ces renseignements, le médecin de l'asiledoit les donner à son tour, à l'un ou l'autre de ces corps électifs. trois heures après l'entrée du malade; celui-ci, d'ailleurs, devra être placé en observation chez lui, s'il peut l'être sans danger pour lui et pour autrui.

La durée de l'observation de l'aliéné sera de trois mois ou de six mois, dans les cas douteux, un certificat rédigé par le médecin de l'asile, et indiquant l'état actuel,sera remis au parent solliciteur, afin qu'il le donne au juge qui fera connaître sa décision dans les vingt-quatre heures

Pour l'admission définitive d'un aliéné, l'instruction doit être conduite par le juge de première instance, avec pièces justificatives.

La demande doit être faite, comme pour l'entrée en observation, par le parent le plus proche; les parents sont convoqués chez le juge, et, s'ils ne comparaissent pas dans le délai d'un mois, il est passé outre.

Quant aux accusés déclarés fous par le tribunal, ils seront envoyés dans un local spécial des asiles.

En 1886, le ministère paraissait préoccupé du soin de maintenir en réclusion les condamnés reconnus aliénés, en les mettant dans des établissements spéciaux, ainsi que les fous qui seraient devenus criminels; on avait alors nommé une commission chargée de faire, dans les trois mois, une loi sur les mesures à prendre

(1) Je parlerai plus tard de ce fonctionnaire qui représente la science dans chaque district judciaire, au nom du gouvernement.

à cet égard et sur la construction d'un « asile pénal ». Je ne connais pas la suite donnée à cette affaire.

En ce qui concerne les asiles particuliers, voici ce que dit la loi de 1885 déjà analysée.

La personne qui veut fonder un tel établissement et les propriétaires d'établissements déjà existants devront demander l'autorisation de la création ou du maintien au gouvernement, et ceux qui se chargent de l'entretien d'aliénés sans avoir d'établissements proprement dits, devront en aviser le gouvernement de la province ou le maire de la ville, dans les vingt-quatre heures de l'entrée du malade; ils restent, d'ailleurs, responsables de la transgression des règlements, et des dommages causés par les aliénés, par suite de défaut de surveillance.

L'inspection des asiles d'aliénés de tout genre est faite par les autorités locales et provinciales, le directeur général de la Bienfaisance ou ses délégués.

Les directeurs d'asiles particuliers donnent avis aux autorités de la sortie d'un pensionnaire dans le délai de vingt-quatre heures.

Ceux des maisons spéciales (*casas de curacion*) ne peuvent prendre plus de 4 aliénés, à moins de se soumettre au règlement général; or, il y a quatre ans, le Conseil d'État fut consulté sur le point de savoir si l'on ne pourrait pas se dispenser de l'instruction et de l'autorisation du juge, pour l'entrée des aliénés dans ces maisons particulières, en se bornant à la requête du parent le plus proche et au certificat de deux médecins. Le Conseil repoussa la demande se basant surtout sur ce que l'entrée des riches dans ces maisons faites pour eux devait être entourée d'autant de précautions, au moins, que celle des pauvres dans un asile public.

## § 5. — *Hôpitaux de lépreux.*

### I

Il est une catégorie de malades que l'Assistance publique a entourés en, Espagne, d'une sollicitude spéciale, créant pour eux des établissements dans lesquels ils fussent isolés. Chaque fois qu'on le pouvait, on les plaçait dans un département plus ou moins séparé du reste de l'édifice hospitalier. La loi de 1849, pas plus que celles qui l'ont précédée, n'ont mentionné cette obligation; mais des décrets ou règlements particuliers ont été faits à l'intention de ces malheureux.

Ainsi un décret du 7 janvier 1878 a décidé que l'on établirait un hôpital de lépreux là où il n'existerait pas d'hôpital général, et et qu'on emploierait à cet objet un ancien édifice (couvent, etc.); que, dans les hôpitaux provinciaux, on installerait un département séparé.

Le décret défend que les malades sortent des asiles sans un certificat médical; il autorise l'admission des gens aisés moyennant un prix de journée; ceux-ci sortiront quand ils voudront mais, comme tous les lépreux ayant une famille et ne voulant pas entrer dans un asile, ils devront vivre isolés, soit au dehors de la ville, soit dans des pièces parfaitement isolées d'une maison particulière; le décret prescrit de veiller à la ventilation, à la propreté des ustensiles et des vêtements,lesquels ne serviront qu'aux lépreux. Il interdit aux femmes de lépreux de nourrir leurs propres enfants; on ne doit pas employer le vaccin provenant d'enfants de lépreux, et, s'il s'agit d'un mariage avec un de ces malades, les autorités aviseront le futur conjoint sain du danger qu'il court.

Le décret du 7 janvier 1878 se termine par l'énumération d'une série de mesures hygiéniques concernant l'assèchement des marais, la fourniture d'une eau potable filtrée, l'interdiction de la vente de viande de porc, et de la viande de boucherie tuée en dehors des abattoirs, ou corrompue; il prescrit l'approvisionnement des marchés en viandes et légumes frais; et, partout où il y a des cas de lèpre, il ordonne de « fomenter la charité domiciliaire par le don de nourriture et de vêtements à fournir aux lépreux, de bâtir des maisons saines bien ventilées et pas encombrées ».

On prescrivait en même temps une statistique complète des cas de lèpre avec l'âge, l'état civil, l'état de la femme et des enfants, l'ancienneté de la cause, l'origine de la contagion entre époux, l'état hygiénique de la maison, le genre d'alimentation, les symptômes complets du mal.

## II

En 1887 le Dr Codina, délégué d'Etat, fut chargé d'étudier l'extension de la lèpre dans le territoire qui tire son nom de « marquisat de Denia » d'une ville de 8.000 âmes, très ancienne, située au bord de la Méditerranée, plus au Nord qu'Alicante. Le Dr Codina trouva la lèpre dans 18 villages de ce territoire, et il certifia que la maladie s'était propagée, non par hérédité, mais par contagion. Il y avait eu, d'après lui, à un certain moment, 285 lépreux dont on avait pu retrouver la filière jusqu'à 1809. C'est à la suite de ce rapport, que le ministre de l'intérieur, M. Léon y Castillo, fit rendre, le 20 octobre 1887, un décret qui, s'appuyant sur les preuves de contagion de lèpre, prescrivait, entre autres mesures, la construction d'une léproserie provinciale à Alicante.

A mon passage dans cette ville, en mai dernier, je n'ai pas eu l'occasion de visiter cette léproserie, si elle existe, mais j'ai vu un asile de lépreux à Grenade. C'est un petit hôpital isolé, à constructions carrées entourant un jardin. Il contient une soixantaine de malades, dont plusieurs horriblement défigurés, couchés dans les salles du bas et du haut, avec séparation des sexes. J'ai vu beaucoup moins de lépreux dans le département assez vaste qu'on leur a réservé au nouvel hôpital non encore achevé, faute de ressources, que l'on bâtit à Malaga, sur le modèle de Lariboisière.

A Séville, le département des lépreux est une annexe de l'hôpital central, assez bien amenagée, avec grand jardin.

De 1875 à 1880 d'après le précieux ouvrage du Dr Hauser, il est entré dans ces salles qui contenaient déjà 17 lépreux, 55 hommes, 28 femmes, et 1 enfant. Il en est sorti, dans cet espace de cinq années, 18, et il y en est mort 41. Dans cet hôpital il y a, dans les salles mêmes de lépreux, quelques malades atteints de syphilides et de scrofulides rebelles.

## § 6. — *Les Pellagreux.*

### I

Il n'y a pas, en Espagne, d'hôpitaux pour les pellagreux; cependant cette maladie existe à l'état exceptionnel, dans quelques provinces, et dans certaines conditions d'existence et surtout d'alimentation. C'est ainsi que l'hôpital de Triano, qui soigne les ouvriers mineurs du district de Sommorostro, reçoit chaque année deux ou trois pellagreux.

Cette maladie découverte dans les Asturies, en 1730, par Casal, qui l'appela *mal de la Rosa*, reçut en 1771 de Frappoli, qui la trouva en Lombardie, le nom de *pelis agra*, qui lui est resté.

On sait que deux écoles sont en présence pour la détermination de l'origine de la pellagre.

Les uns, dont le représentant le plus autorisé en France est notre éminent confrère, le Dr Th. Roussel, sénateur, pensent que l'alimentation par un maïs altéré par un champignon, appelé le verdet, produit chez les paysans des Asturies, des Landes françaises, des provinces septentrionales de l'Italie, cette trilogie, affection gastrique, affection cutanée, manifestations cérébrales, qui constitue la pellagre. Ils n'ont rencontré celle-ci que là où existe l'usage du maïs. M. Costallat, de Bagnères-de-Bigorre, appelé en Espagne pour étudier cette maladie dans des provinces où on mangeait à peine du maïs, a constaté que le mal n'était pas la pellagre, mais l'acrodynie (M. Olavide, dermatologiste distingué de Madrid, le nie).

II

D'autres médecins croient que le maïs est étranger à cette affection.

MM. Landouzy, en France, Olavide, en Espagne, croient qu'il s'agit là d'une maladie de misère ; en vain leur oppose-t-on le fait de l'Italien Balardini qui nourrit des poulets avec du maïs avarié et les tue, M. Olavide répond que ces poulets meurent non de ce poison, mais de faim, par suite du peu de principes nutritifs contenus dans le maïs gâté qu'on leur donne.

J'ai eu l'occasion d'étudier d'assez près la pellagre à Biscarosse (Landes), il y a une vingtaine d'années, dans une visite que je fis au Dr Gazailhan. L'examen des malades chez lesquels me conduisit mon excellent confrère, les considérations qu'il voulut bien développer devant moi, me donnèrent la presque certitude que le maïs n'entrait que pour une faible part dans l'étiologie de la pellagre.

Cette maladie, qui sévissait avec une grande rigueur, et sur une grande étendue, à l'époque où les Landes étaient encore, ou à peu près, ce désert inculte que signifie leur nom, disparut tout à coup, lorsqu'en 1861, la guerre de sécession d'Amérique, tarissant la source de production de la résine du nouveau monde, poussa à cette production dans les Landes et enrichit, par suite, ce pays.

La pellagre s'évanouit avec la misère, et depuis on la rencontre très rarement. Or, on mange encore beaucoup de maïs, et, du reste, le cryptogame, qui atteint cette céréale, n'est pas tellement fréquent qu'il faille attribuer à ce verdet tous les cas de pellagre qu'on rencontrait jadis.

Telle est aussi l'opinion de M. Olavide, actuellement médecin à l'hôpital général de Madrid ; dans une leçon faite à cet hôpital, et à laquelle assistait un député provincial, il recommandait aux administrations de soigner la nourriture des malades reçus dans les hôpitaux d'Espagne, afin d'éviter toutes les maladies résultant d'une alimentation insuffisante.

On a encore l'occasion d'observer quelques cas de pellagre en Asturie (mal de la rosa), en Galice, à Zamora, au centre des deux Castilles (mal del monte), à Cuenca (flema salada), en Aragon (mal de higado, mal du foie).

Cette année, une discussion s'est élevée à l'Athénée de Madrid, cette société si démocratique où tous les travailleurs se réunissent en des sections diverses pour discuter les questions du jour. Les deux théories dont j'ai parlé tout à l'heure ont été défendues par leurs partisans respectifs, et il est ressorti de cette discussion que le verdet a une bactérie, récemment découverte par les Allemands, qu'on retrouve dans les haricots et les pommes de terre, et que l'alimentation insuffisante est une des causes de la pellagre, mais non la seule ; autrement, a dit l'un des orateurs, le Dr Tous, Madrid serait un grand hôpital de pellagreux.

## § 7. *Asiles de Bienfaisance.*

Les asiles de Bienfaisance reçoivent les enfants abandonnés ou orphelins, les impotents, les vieillards des deux sexes. Ils sont le refuge des pauvres de tout âge, et de plus ils mettent un outil dans la main de l'enfant, le moralisent par le travail, après lui avoir donné l'instruction et l'éducation. On les appelle, suivant les villes où ils sont établis, maisons de Bienfaisance, de Charité ou de Miséricorde. Parmi ces établissements je citerai la *Misericordia* de Pampelune, qui, malgré le peu d'espace dont on peut disposer, est très vaste, et, en dépit de sa vétusté, fort bien entretenue. Il y a là, comme ailleurs, des écoles, des ateliers, des dortoirs pour jeunes et vieux, de grands réfectoires et de grandes cours qui ne valent pas celles de l'établissement similaire de Valence où tout est neuf et grand, comme je le dirai.

Comme spécimen de règlement je donnerai les articles 8 et 9 de celui de la capitale de la Navarre dans lequel on remarque la particularité relative aux opinions ; les autres règles se rencontrent à peu près dans tous les règlements qui régissent le fonctionnement de ces asiles d'enfants et vieillards. Voici ces articles :

« Art. 8. On n'admettra pas d'enfants de l'un et l'autre sexe au-dessous de 7 ans, ils devront être vaccinés et nés à Pampelune, ou bien nés d'un père qui aura dix ans de résidence dans la ville.

On ne pourra pas non plus admettre, à titre de pauvres ni de pensionnaires, les individus d'opinions douteuses (opinion contenciosa), bien qu'ils soient recommandés par des personnes d'autorité, ni ceux qui, par leur vie et leurs habitudes, répugneraient aux règlements de la maison ; on ne recevra pas des pauvres atteints de maladies contagieuses, d'affections cutanées, et tous ceux qui, désirent entrer seront examinés, à cet effet, par le médecin de l'établissement. Il sera nécessaire qu'ils soient véritablement pauvres, c'est-à-dire non soutenus par des parents, qu'ils soient natifs de Pampelune ou habitent la ville depuis dix ans.

« La maison fournit également des secours en argent, pain, légumes, aux individus ou familles que l'on ne peut admettre dans la maison, s'ils sont nés à Pampelune ou y ont dix ans de résidence, et qui par leur âge ou leurs infirmités, ne peuvent vivre du produit de leur travail; on ne donnera les secours en argent qu'aux familles de pauvres qui ne pourraient, ou qui n'oseraient, venir chaque jour à l'asile prendre la portion qu'il distribue.

« Art. 9. L'expérience a démontré qu'il y a des cas dans lesquels, par suite de revers de fortune ou de malheurs de famille, des individus sollicitent l'entrée dans l'asile sans être tout à fait dépourvus de ressources ; quand même ils n'auraient pas le temps de résidence indiqué dans l'article précédent, ils pourront être admis sur décision de la commission administrative, moyennant le paiement quotidien de 75 centimes; ils doivent être célibataires, l'asile n'étant pas disposé pour recevoir des ménages. »

Je ne sais dans quel chapitre de ces études je pourrai placer un article relatif à une institution qu'on appelle le Vinculo (le lien) et qui, depuis longues années, possédant des moulins hors ville à très peu de distance, fabrique pour le compte de la municipalité de grandes quantités de pain, dont le prix de vente est inférieur parfois à celui des boulangers de Pampelune. J'ai visité le Vinculo le soir, au moment où se fabriquait le pain, à l'aide de pétrins et de fours qui sont les derniers mots du progrès. L'organisation de cette grande boulangerie m'a paru parfaite ; elle a en ville quatre dépôts, et le pain qu'elle y envoie est excellent.

La Casa de misericordia de Valence compte parmi les mieux organisées ; elle a une population totale de 700 hommes et femmes ; elle recueillait autrefois les aveugles et les sourds-muets pour lesquels on a fait un établissement spécial. On y reçoit les vieillards et les impotents, les enfants depuis l'âge de 7 ans et aussi les enfants de la Maternité. L'établissement est vaste ; tout marche à la vapeur : cuisine, buanderie, fabrication du pain ; les cours sont sillonnées de rails qui facilitent le service. Dans les ateliers destinés aux garçons, on fabrique des chaises, des tissus, des espadrilles, des souliers, il y a aussi un atelier de tailleur. Il y a en bas une école de garçons, grande salle virtuellement divisée en trois parties, à raison de l'enseignement mutuel, et par conséquent la lumière n'est pas uniformément donnée aux élèves fort nombreux. Les classes des filles sont au deuxième étage, à côté de leurs ateliers.

Valence a en outre l'asile del Campo, établissement particulier, que je n'ai pas été autorisé à visiter, et qui reçoit environ 400 orphelins.

Un autre établissement provincial de charité, qui joue le même rôle que la Casa de misericordia, c'est la Maison de bienfaisance, ou Casa de beneficiencia, qui a 250 filles, 400 garçons, 40 vieillards

L'établissement, nouvellement bâti, est divisé en sept cours, les unes destinées aux vieux, les autres, sur lesquelles donnent deux ateliers, aux enfants qui ce jour-là (un dimanche) jouaient aux soldats, costumés originalement et armés de sabres de théâtre ; les dortoirs, les réfectoires, tous les services sont bien organisés ; il y a une infirmerie et une salle d'isolement.

L'école des garçons est fort curieuse ; elle se compose d'un immense T. dont la branche supérieure est naturellement divisée en deux salles, gauche et droite ; cette branche renferme 260 élèves, divisée en deux classes dont les professeurs ont leur chaire aux deux extrémités ; la chaire de la branche verticale est à l'intersection.

Parmi les œuvres de la charité privée, j'ai visité à Alicante, tout à côté de la « Maison de Bienfaisance » existant dans chaque province, un « asile des enfants pauvres » fondé il y a six ans par une femme généreuse, et destiné plus spécialement aux enfants des ouvrières de la fabrique de tabacs. L'enseignement est confié à cinq sœurs qui reçoivent environ 250 enfants repartis en écoles de garçons, de filles et maternelles. Les ouvrières conduisent là leurs enfants, dès 5 heures du matin, en allant à leur ouvrage, mais ces petits n'entrent en classe qu'à 9 heures, et au repas de midi qui suit une récréation d'une demi heure, on leur sert, moyennant 5 centimes, une bonne soupe de riz et de pommes de terre.

## § 8. — *Maternités. — Tours.*

Un des genres d'établissements laissés par la loi à la charge de la province, c'est la maison de Maternité à laquelle est très souvent jointe celle qui reçoit les enfants trouvés, et dans laquelle est un tour.

Le tour, en effet, qui a été supprimé en France, a été conservé en Espagne, et jusqu'ici aucun débat public assez important ne s'est élevé à propos de sa suppression.

Je n'ai pas à faire ici le procès de ce moyen employé pour sauver la vie à un grand nombre d'enfants, que leur mère, coupable d'entraînement, aurait supprimés avant ou après leur naissance. Il est certain que le tour, permettant à une femme de cacher ses fautes, l'encourage à laisser la vie à son enfant, sûre qu'elle est qu'on soignera ce petit être qui est sa honte, et que sa misère, à défaut de son courage, lui interdit de conserver. Mais tout n'est pas dit, quand l'enfant a été déposé au tour ; il n'est même pas sûr qu'il y arrive vivant, car les conditions clandestines dans lesquelles il est venu au monde, la façon peu hygiénique dont on lui à fait faire ce voyage de la maison au tour par toutes les saisons, par tous les temps,et vêtu,Dieu sait comme, tant d'autres causes ont menacé son existence,qu'il arrive souvent mourant au tour. M. Hauser, dans sa monographie de Séville, dit que sur 350 enfants apportés en moyenne chaque année au tour de cette ville, 15 arrivent morts ou mourants.

Une fois au tour, nourris par une femme qui a un ou deux autres enfants au sein et qui n'est qu'une mercenaire, envoyés par l'établissement à des nourrices du dehors, dont les conditions d'hygiène sont déplorables, les pauvres petits êtres voient encore leur vie menacée de diverses façons. Il se pourrait que, proportion gardée, le système du tour donnât autant de morts d'enfants du premier âge dans les pays où il existe, que les avortements et infanticides dans les pays où il n'existe pas (1).

Le tour diminue la responsabilité de la femme, il l'encourage à procréer des enfants qu'elle abandonne déjà dès le jour de sa faute ; les unions illégitimes sont donc ainsi favorisées, et le séducteur et sa complice sont à l'avance rassurés sur les conséquences de leur action, c'est la charité publique qui en fera tous les frais.

En Espagne, la proportion des naissances naturelles est plus forte que dans d'autres pays. L'an dernier, dans une des villes de garnison que j'ai visitées, elle était de 1 sur 6. En France, on le voit dans la dernière statistique, cette proportion est beaucoup moindre. Cependant,dans certaines de nos villes ou villages près de la frontière espagnole, dans lesquels les unions illégitimes sont fréquentes, le nombre apparent d'enfants naturels est plus faible qu'il ne le serait, étant donné le relâchement incontestable des mœurs. La cause de cette faible proportion d'enfants naturels,c'est le voisinage de l'Espagne ; dans les tours de ce pays, les filles-mères françaises, grâce à la complicité de leurs parents ou de sages-femmes, se débarrassent de leurs enfants au bénéfice de la maison espagnole d'enfants trouvés dont la clientèle est alors plus grande que ne le comporte la population de la province.

La première maison de ce genre que j'ai visitée au début de mon voyage, est celle de Pampelune : *la Inclusa.* On m'a montré le mécanisme du tour, la sonnette qui, lorsque le nouveau-né est posé dans la boîte de bois, avertit la sœur de garde dans la chambre voisine qu'un enfant vient d'être confié aux soins de la maison.

La sœur de garde prévient aussitôt la nourrice désignée à l'avance pour donner le premier lait au nouveau-venu, on baptise

(1) Au moment où j'écris ces lignes, plusieurs affaires d'avortement se jugent en France. Il y a longtemps que je n'en vois pas se juger en Espagne.

celui-ci,si, dans les papiers qui l'accompagnent, rien ne dit qu'il a été déjà baptisé. On prend son signalement, on lui attache un ruban retenu par un plomb que la sœur marque à l'aide d'une matrice,du numéro d'entrée de l'enfant. Tout ce qu'il faut pour faire reconnaître celui-ci plus tard, est tenu en note. Les parents pourront, en effet, un jour retrouver le petit abandonné.

*La Inclusa* de Pampelune n'est pas dans des conditions d'espace suffisantes. La population de cette maison, entretenue par la province, dépasse la capacité de *la Inclusa*. L'administration le sent elle-même, et le directeur des établissements hospitaliers de la Navarre a proposé, il y a déjà quelques temps, à la Députation provinciale de transporter hors des murs cette institution,et peut-être aussi les autres asiles de charité. Pampelune est, en effet, une ville forte, et si l'on mettait au dehors tous les établissements hospitaliers, la salubrité de la ville, de même que la santé des malades, pauvres, vieillards, enfants que la province secourt, seraient sauvegardées. On annexerait à ces édifices une exploitation agricole qui ferait du bien aux protégés de la province et à la culture du pays.

La Maternité de Pampelune se recrute par l'admission des enfants du tour,et de ceux qui,dans les diverses communes de la province,sont abandonnés de leurs parents, des enfants orphelins de père et de mère et sans ressources. Tous les enfants ainsi recueillis sont mis en nourrice, comme je l'ai dit, ou nourris dans l'établissement,s'ils sont dans l'âge de l'allaitement. Une fois sevrés, ceux du dehors rentrent à la Maternité, à moins que leurs parents nourriciers ne les gardent et ne les adoptent, ce qui se voit fréquemment chez ces braves campagnards; non seulement dans la province de Pampelune, mais ailleurs.

Les garçons ne sont gardés à la Maternité de Pampelune que jusqu'à l'âge de 7 ans; faute de local, ils passent à la maison de *Miséricorde* où on continue leur éducation et où on leur apprend un métier,et comme la Miséricorde appartient à la municipalité, la Députation lui paie pour chaque enfant 75 centimes par jour. Quant aux filles, gardées à la Maternité jusqu'à leur mariage, elles reçoivent à ce moment de la Députation une dot de 250 fr.

Un grand nombre de maisons d'enfants trouvés(1)sont annexées à une Maternité, mais celle-ci en est quelquefois séparée, ou bien elle fait partie de l'hôpital dans lequel il y a un service spécial d'obstétrique.Ces Maternités m'ont paru moins nombreuses que les Maternités françaises.

(1) Plusieurs de ces asiles d'enfants trouvés sont très peuplés. L'une des dernières statistiques attribuait à l'asile de Salamanca, 1.633 enfants.

La Maison d'enfants trouvés a un directeur nommé par la province, mais elle est également administrée par une société de dames de la ville (juntas de Senoras) qui s'occupent avec une grande sollicitude de la recherche des nourrices, soit pour le dedans soit pour le dehors et qui visitent les enfants nourris par les unes et les autres.

La Maison de maternité de Valence est annexée au grand hôpital de cette ville ; il y a communication directe entre les deux établissements, ce qui est peut être un tort. Les enfants sont recrutés dans les salles d'obstétrique de l'hôpital ; ils sont reçus dans un département bien organisé, avec salles spéciales pour les 35 nourrissons ; la maison en fait nourrir 250 au dehors. A la maison, une nourrice a deux enfants, exceptionnellement trois.

Les nourrices ont un dortoir séparé de celui des enfants, dans lequel couche un sœur qui va deux fois par nuit réveiller les nourrices pour qu'elles donnent à têter aux petits.

Je trouve à signaler une salle des berceaux très propres, une salle destinée à la toilette à grande eau, un système de petites chaises rangées le long du mur et dont la caisse contient le linge des enfants pour la journée ; à côté sont une lingerie et une garde-robe admirablement tenues.

Mais la Maison de maternité que j'ai le plus admirée, est celle de Cadiz dont le médecin, le Dr Traba, m'a fait les honneurs avec une amabilité parfaite. On appelle la maison Casa Matricia ; elle est nouvellement bâtie, aérée, agréable à voir, elle a un tour comme toutes les autres, et est sous la direction d'un comité de dames. Elle fait nourrir les enfants dedans et dehors ; la jolie salle des berceaux est circulaire, pavée en marbre, propre et bien entretenue ; les salles des nourrices, leur dortoir sont aussi fort bien. Il y a 25 enfants dedans, beaucoup plus au dehors.

Les nourrices de l'intérieur ont 30 fr. par mois ; celles du dehors 22 fr. 50. C'est à peu près le même prix pour toute l'Espagne.

## § 8. — *Sourds-muets et aveugles.*

M. Claveau, inspecteur général honoraire des établissements de bienfaisance, dont la compétence en ce qui concerne l'enseignement des sourds-muets est très grande, écrit ceci dans le Dictionnaire de pédagogie publié par M. Buisson. « L'honneur d'avoir créé cet enseignement (des sourds-muets) appartient incontestablement au bénédictin espagnol, don Pedro Ponce de Léon, et, chose remarquable, les efforts de ce maître furent dirigés dans la voie où l'on devait, ce semble, redouter de rencontrer les obstacles les plus graves, l'enseignement de la parole ».

C'est dans le couvent des Bénédictins de San Salvador de Ana (Burgos) que Ponce de Léon (1520-1584), né à Valladolid, fit la connaissance de deux jeunes sourds-muets, les pris en pitié et leur apprit à prononcer les mots écrits en caractères placés à côté des objets que ces mots désignaient. Il eut d'autres élèves, qui, suivant un écrit de Ponce de Léon trouvé dans les archives du couvent : « conversaient, écrivaient, parlaient le latin, le grec et l'italien et raisonnaient fort bien sur la physique et l'astronomie ».

C'est la méthode orale appliquée en France à la fin du siècle dernier, par un juif espagnol chassé de son pays, Jacob Rodrigues Péreire, mais longtemps délaissée pour la méthode des signes de l'abbé de l'Epée, que l'on applique maintenant en Espagne.

Il s'est créé, à la suite de divers décrets, et entre autres de celui qui prescrivait un établissement pour les sourds-muets dans chaque district universitaire, un certain nombre d'écoles de sourds-muets, qui donnent aussi asile aux aveugles, chez lesquels les méthodes les plus récentes, méthode Braille, etc., sont appliquées. Ces deux espèces de déshérités sont dans les mêmes institutions, lesquelles ont une direction unique.

J'ai eu l'occasion de les étudier à Séville et à Barcelone, et je vais en dire un mot.

J'ignore quel est le nombre d'aveugles et de sourds-muets qui existent en Espagne. Mais la dernière statistique d'instruction primaire de 1885, que j'ai sous les yeux, donne les chiffres suivants; en ce qui concerne les écoles :

Sourds-muets : 1° de naissance en 1880, 356 ; en 1885, 252 ;

2° Par accidents ou infirmités, en 1881, 140; en 1885, 91.

Quant aux aveugles ils donnent les chiffres suivants :

1° De naissance, 109, en 1880 ; en 1885, 87 ;

2° Par accidents ou infirmités, 195 en 1880 ; 113 en 1885. Il y a, comme on le voit, une diminution d'une statistique à l'autre, la plus récente.

L'école des sourds-muets et aveugles de Séville est bien située, bien aménagée ; quoique fondée en 1873, elle n'est définitivement installée que depuis janvier 1887.

Les pensionnaires paient 150 francs par an, les externes 10 francs par mois ; mais on reçoit aussi des enfants pensionnés par la Députation de Séville, ou d'autres Députations faisant partie du district universitaire.

L'enseignement des sourds-muets comprend tout ce que l'on enseigne en France, dans une école primaire forte ; de plus, on leur enseigne le dessin sous différentes formes, académique, linéaire, ornemental, à la plume ; on en fait des imprimeurs, des coiffeurs, des cordonniers.

Les aveugles reçoivent les mêmes notions d'enseignement primaire, plus la lecture du latin et de l'italien et des leçons de musique, solfège, chant, piano, orgue, harmonium, instruments à corde (guitare, mandoline). Ces instruments sont enseignés au plus grand nombre des élèves, leur usage joint au chant constituant le gagne-pain de ces déshérités.

Les filles sont reçues dans l'établissement de Séville; à celles qui sont aveugles, comme aux sourdes-muettes, on donne le même enseignement qu'aux garçons, en appuyant un peu plus sur les ouvrages de main chez les unes et les autres, et sur l'enseignement du piano chez les aveugles. Le jour de ma visite (8 mai 1891), l'asile comptait 20 sourds-muets internes et 3 externes, 48 aveugles internes et 22 externes, en tout 93 élèves.

L'école de sourds-muets et aveugles de Barcelone, actuellement dirigée par M. Valls y Ronquillo, directeur du *Monitor de la Enseñanza*, a eu pour directeur au début (décembre 1816), un homme d'une grande abnégation, Estrada, qui s'était adjoint, pour les filles sourdes-muettes, un collaborateur dévoué, Simon; l'établissement, d'abord, prospéra, puis il se mit à décliner, et en 1845, il ne comptait que 12 garçons et 6 filles; on le transporta en 1855 à l'école des aveugles, et à partir de ce moment les deux institutions eurent le même directeur.

L'école est un externat, ce qui est un inconvénient pour les aveugles, qui ont besoin de faire quatre fois par jour le trajet de l'école, ou de trouver asile chez des amis aux heures des repas ; pour les sourds-muets que le contact trop fréquent avec leurs parents et le séjour trop court à l'école, exposent à perdre l'habitude du langage oral ; cet inconvénient est d'autant plus grand que les habitants de Barcelone parlent le catalan, et que c'est l'espagnol qu'on enseigne oralement à l'école.

L'école reçoit des élèves gratuitement, c'est l'ayuntamiento qui entretient l'école ; on y admet même des enfants qui ne sont ni absolument sourds, ni tout à fait aveugles, ils participent aux exercices des autres : l'âge de l'admission est entre 5 et 25 ans, la durée des études est de dix ans.

Les élèves des autres provinces qui n'ont pas les moyens d'être nourris par des amis ou des parents, sont hébergés par la Maison de charité, qui en a 8 à 10 d'une façon permanente.

L'enseignement pédagogique ou professionnel (musical chez les aveugles) est le même qu'à l'école de Séville et probablememt qu'aux écoles de Madrid, Santiago, Burgos et Saragosse, qui sont les seules existantes en Espagne.

Parmi les élèves de Barcelone, je dois mentionner Inocencio Juncar, sourd-muet de naissance, âgé de 30 ans, qui, atteint d'une maladie d'yeux à l'âge de 5 ans, devint aveugle à ce moment. Une autre maladie ébranla ce pauvre corps et attaqua même son intelligence, et il fallut tout le zèle, je pourrais dire toute la passion, de M. Valls y Ronquillo, directeur de cette école, pour ressusciter cette intelligence engourdie.

Il a la physionomie vive, gaie, il recherche la société de ses camarades et aide les paresseux dans leurs réponses. Si on veut l'attaquer il désarme son adversaire par un sourire, mais il sait aussi se défendre et imposer la déférence Il a un tact si développé qu'il lui suffit de toucher une partie du corps ou des vêtemente d'une personne pour la reconnaître un an après et se souvenir de son nom.

Son éducation a été relativement facile. Il connut d'abord par le toucher les objets les plus usuels ; en même temps, il apprit l'alphabet des signes des sourds-muets, l'alphabet en relief des aveugles et connut ainsi tout ce qu'il touchait ; actuellement il connaît certains préceptes et actes religieux, certains points d'Histoire Sainte, il sait les règles de la propreté du corps, des particularités sur l'hygiène des individus et des maisons, sur l'exercice, sur les diverses postures du corps, il a quelques notions très suffisantes de cosmographie, d'histoire naturelle, de géographie, d'arithmétique et de géométrie.

Il y a quelques années, en 1873, à l'occasion de l'exposition de Vienne, le directeur de l'école des sourds-muets et aveugles de Madrid revenait avec un autre sourd-muet aveugle nommé Martin de Mar-Martin. Il y eut à Barcelone même une rencontre de cet infortuné avec Inocencio, et tous ceux qui ont assisté à leur entretien ont été émus de l'émotion même de ces deux interlocuteurs. A peine se furent-ils touchés qu'ils se rendirent compte de leur misère commune ; il se communiquèrent toutes les connaissances qu'ils possédaient, leurs désirs, leurs aspirations, se dirent la reconnaissance qu'ils ressentaient pour leurs maîtres respectifs, ne s'occupant que d'eux-mêmes et traitant d'importun un simple sourd-muet qui voulait se mêler à leur silencieuse conversation.

Cette éducation d'Inocencio Juncar fait grand honneur à M. Valls y Ronquillo, l'habile directeur de l'école de Barcelone.

Dans les écoles de sourds-muets et aveugles, on impose, pour l'entrée de chaque élève, aux parents ou tuteurs des réponses à un questionnaire que je n'ai pas à reproduire ici, et qui est à peu près le même que j'ai vu mis en pratique dans la belle Institution des sourdes-muettes de Bordeaux que dirige avec tant d'habileté M. Cavé-Esgaris. Les faits de consanguinité, d'hérédité, de perturbations morales, les mauvaises conditions hygiéniques, l'alimentation vicieuse, les otorrhées, la diathèse scrofuleuse, la fièvre typhoïde et les fièvres éruptives et cérébrale, figurent au nombre des causes qui engendrent la surdi-mutité. Pour les aveugles, l'hérédité et les maladies d'yeux négligées sont les grands facteurs de la redoutable infirmité. L'Espagne, qui a longtemps été rebelle à la vaccine, malgré les efforts que j'aurai à signaler au cours de ce travail, a compté autrefois beaucoup d'aveugles à la suite de variole. Cette génération disparaît.

Sur 100 aveugles autrefois en Europe on en comptait 35 par variole. Aujourd'hui, même en Espagne, cette proportion a diminué. Si les précautions antiseptiques en obstétrique se répandaient dans ce pays, si l'exemple de M. Tarnier, de M. Pinard et de tant d'autres accoucheurs éminents était suivi, on n'aurait plus à déplorer un nombre aussi considérable d'ophtalmies purulentes, et si ces maladies mêmes étaient soignées énergiquement dès le début, elles ne seraient pas cause de tant de cécités. En France la Société Valentin Hauy fait de louables efforts dans ce sens. Il appartient aux associations de bienfaisance d'Espagne, aux Facultés de médequi comptent tant de professeurs éminents de repandre, dans le public et dans les écoles (1), de saines notions d'hygiène et d'armer le futur médecin pour combattre l'erreur, et pour amener la disparition d'un fléau « évitable ».

## § 10. — *Protection de la vie ouvrière.*

### I

M. Moret, qui fut Ministre de l'intérieur en 1887, s'est beaucoup occupé d'hygiène publique, et, dans une conférence faite cette année, il a dit le mauvais état des habitations ouvrières de Madrid.

J'ai visité des maisons de ce genre dans plusieurs quartiers de Paris, et, entre autres, dans la cité Jeanne d'Arc, et je trouve une grande ressemblance entre la condition de l'ouvrier madrilèno et celle de l'ouvrier parisien.

Voici en effet, ce que dit M. Moret.

Ce que l'on nomme un logement, composé généralement d'une seule pièce où vivent et dorment mêlés tous les membres de la famille, quel que soit leur sexe ou leur âge, coûte, en terme moyen, plus que le quart du salaire que reçoit le père de famille. La propreté y est absolument impraticable, l'atmosphère y est viciée constamment, non seulement par le produit de la respiration, mais encore par les gaz méphitiques que laisse échapper une construction vicieuse. La maladie qui se développe en ce lieu y devient

(1) Guide hygiénique et médical de l'instituteur par MM. les Dr Delvaille et Breucq. La traduction espagnole avec la collaboration de M. Pimentel, directeur de la revue, le Magisterio estremeno, de Badajoz, est sous presse.

contagieuse; l'infection rencontre là son foyer naturel et la démoralisation de l'enfant est la conséquence fatale et inévitable du triste enseignement que lui apportent les nécessités de la vie. L'enfant n'est pas seul victime de cette misère. Le père de famille, condamné à vivre dans ces conditions, ne pense qu'à déserter son foyer misérable aux heures où le travail ne le demande pas. La mère de famille, victime de cette situation, forcée de subir toutes ces douleurs, essaie en vain de retenir les siens, et se considère encore comme heureuse quand, isolée chez elle, elle n'assiste pas aux conséquences de la misère commune...

## II

C'est pour faire disparaître ces misères que des esprits généreux ont cherché à procurer aux ouvriers des grandes villes quelque bien-être.

Dans trois séances très intéressantes tenues en 1891 par la section des sciences naturelles de l'Athénée de Madrid, la vie de l'ouvrier espagnol, les moyens de remédier à sa situation actuelle, ont été très discutés.

M. le Dr Espinà s'est élevé avec beaucoup d'énergie contre la situation hygiénique de certaines écoles qui manquent d'air et dans lesquelles l'enfant ne peut pas jouer librement. M. Mariscal a insisté sur l'organisation des écoles de province, où les enfants reçoivent les éléments de l'instruction dans des salles servant de prison, d'asile des pauvres, d'atelier de maréchalerie. Cela rappelle certaines écoles de notre pays, non seulement avant 1789, mais à une époque plus rapprochée, et dont nos inspecteurs généraux faisaient dans leurs rapports de 1879 un si désolant tableau.

C'est, ajoutait M. Mariscal, par l'installation d'un mobilier adapté à la taille de l'enfant, par une division du travail, qui permette un repos entre chaque classe, par la contruction d'écoles bien isolées pourvues d'air et d'espace, qu'on arrivera à assurer la santé de l'enfant et à conserver tant de vies précieuses, (1) et M. Calatravena l'appuyait en donnant les chiffres de la mortalité de l'enfance qui s'élevait en Espagne à 10.163 en 1889 et à 10.938 en 1890. Il montrait aussi l'inobservation des lois de l'hygiène, donnant aux pauvres des maladies qui, des «tanières» de ceux-ci, arrivent aux maisons des riches. M. Pasada, à son tour, faisait une peinture émouvante de l'ouvrier de Madrid avec sa nourriture insuffisante et ses logements sordides et il parlait d'assainissement à exécuter,

(1) Voir Dr C. Delvaille, *une mission en Espagne : Hygiène scolaire. Jeux et exercices physiques.* Paris, Delagrave; 1892.

de la suppression des impôts,qui frappent l'alimentation du pauvre et la rendent si difficile (1).

III

Pour remédier à cet état de choses, il existe plusieurs moyens et on y a songé en Espagne. Pour obtenir la salubrité de l'habitation on a pensé à faire des maisons ouvrières ; pour protéger la moralité et la santé de l'enfant et de la femme, on a fait et l'on prépare des lois sur le travail dans les manufactures et ateliers; pour améliorer le sort de l'ouvrier en général, on a organisé,dans les centres industriels, des institutions qui lui rendent la vie matérielle plus facile, et lui assurent des soins et des ressources en cas de maladies ou d'accidents.

Je vais dire un mot tout d'abord des sociétés de maisons ouvrières (2).

Plusieurs ont été créées à Madrid. L'une d'elles, la *Constructora benefica*, qui date de 1875, a reçu, à diverses reprises, des dons de la famille royale. Elle bâtit des maisons par groupe de 4 ayant chacune 6 habitations et revenant à 15.375 francs, ce qui fait environ 2.800 francs par famille.

Une autre Société, le *Porvenir del artesano*,(l'avenir de l'ouvrier) repose sur le système de l'association,et bâtit pour ses adhérents. Elle a 3 types de maisons, l'un de 7.800, fr. un autre de 5.200 fr., le 3e de 2.600. La Société est divisée en sections de 50 membres choisissant chacun un type de maisons, et chaque ménage paie par semaine respectivement 3. 2 et 1 fr., suivant le type. La construction ne se fait naturellement que si l'argent nécessaire a été fourni par les cotisations, et l'on tire au sort pour savoir qui occupera la maison; l'associé favorisé doit payer en outre un 10e de la valeur de la maison chaque année.

Un nouveau projet, sur la réalisation duquel je ne suis pas renseigné, a été imaginé par M. Belma ; il consiste en maisons de 3 étages, de 3 types différents coûtant 21.000, 17.000 et 14.000 fr ; le prix de location des deux premiers types est, pour le rez-de-chaussée, 26 et 20 fr. par mois pour le premier étage 23, pour le second 18.

M. de Romero avait communiqué en 1884 à l'Association française pour l'avancement des Sciences (session de Blois) l'organi-

---

(1) Le 2 décembre 1891, la minorité de l'ayuntamento de Madrid a ait, par l'organe M. Erquerdo, une proposition ayant pour objet la réduction de 50 0/0 sur les droits d'octroi dans la capitale, comme mesure capable de détruire la fraude et de contribuer à la meilleure alimentation.des ouvriers de Madrid.

(2) Traduction espagnole du *Dictionnaire d'hygiène* de Tardieu.

sation d'une Société immobilière faite à Barcelone au capital de 20 millions. Par le moyen de titres de 10 fr. émis par séries de 2.000 bons sans intérêt, amortissables à 50 fr. en cinquante et un ans, et par la combinaison des intérêts composés, on arrive, disait-il, à amortir ces bons par voie de tirages annuels, et on alloue, au premier numéro sortant de chaque série, une maison construite par les soins de la Société, de quatre pièces et terrasse, de la valeur de 3.000 fr. Le système fonctionnait parfaitement au moment ou M. de Romero faisait sa communication (1884); il y avait déjà des ouvriers qui avec 10 fr. avaient gagné la maison et étaient devenus propriétaires.

Or, voici ce que j'ai appris depuis par les soins obligeants de M. Ponsignon, consul général de France à Barcelone. L'entreprise fondée par M. Vicente de Romero vers 1833, et qui avait été suivie par un M. Bonnier, dit Lachapelle, notre compatriote, actuellement décédé, est depuis longtemps tombée; elle n'a donné aucun résultat sérieux, et aujourd'hui, on ne saurait trouver aucun rapport sur des opérations d'ailleurs à peu près imaginaires.

## IV

La loi du 24 juillet 1873 établit pour la première fois en Espagne les règles pour le travail des femmes et des enfants dans les mines, usines, ateliers et, en général, dans les établissements dangereux et insalubres. L'Angleterre est la nation qui s'est occupée la première de cette grave question (1801), puis vient la France (1810), puis l'Allemagne (1869).

La loi de 1873, ne permet pas le travail aux enfants de moins de 10 ans (1) ; elle interdit un travail de plus de 5 heures aux enfants au-dessous de 13 ans et aux filles au-dessous de 14 ans ; elle fixe le maximum de travail à 8 heures pour les garçons de 13 à 15 ans et les filles de 14 à 17; elle interdit aux enfants de moins de 17 ans le travail de nuit dans les établissements où il y a des moteurs hydrauliques ou à vapeur. Elle ordonne que les industries situées hors des villes entretiennent des écoles de garçons, de filles, d'adultes, aient une pharmacie et un médecin pour les cas d'accidents.

Pour l'observation de ces prescriptions diverses, la loi crée une commission mixte composée d'ouvriers, de patrons, des maîtres des écoles, des médecins, et présidée par un juge de paix.

---

(1) A une intéressante discussion à l'Athénée de Madrid (28 février 1891) M. Calatravena a dit, que, dans certaines usines, les enfants travaillent dès l'âge de 6 ans.

Mais cette législation sur le travail des enfants et des femmes va être modifiée.

Voici les principaux extraits du projet de loi présenté par le ministère espagnol.

Parlons d'abord des femmes.

Tout travail nocturne (de 9 h. du soir à 5 h. du matin) est interdit aux filles de moins de 18 ans.

La durée du travail des femmes dont l'âge est compris entre 16 et 23 ans, ne pourra dépasser dix heures par jour, interrompues par un repos d'au moins une heure et demie.

Il est interdit d'employer les femmes dans les jours qui suivent leur délivrance à un travail notoirement préjudiciable à leur santé.

Si le logement des ouvriers dépend des chefs d'établissements industriels, ils devront veiller à la séparation des sexes, à moins qu'ils ne s'agisse des membres d'une même famille.

Naturellement le projet énonce des peines pour infraction aux conditions ci-dessus indiquées.

Dans le projet ministériel, tout travail est interdit aux enfants de moins de dix ans. La durée du travail pour garçons de 10 à 14 ans et filles de 10 à 16 ans sera d'une demi-journée au maximum, avec une heure de repos.

Mais dans aucun cas on ne pourra employer des enfants de moins de 14 ans aux travaux souterrains des mines, à la manipulation de matières dangereuses ou insalubres, au maniement de machines.

Tout travail nocturne est interdit aux enfants de moins de 16 ans.

La présentation d'un certificat de vaccine est indispensable pour être admis dans un établissement industriel.

Les enfants non munis d'un certificat d'instruction primaire doivent fréquenter, pendant trois heures par jour, au moins, une école qui ne soit pas distante de l'établissement de plus de 2 kilomètres.

Tout travail d'agilité, d'équilibre, exigeant la force ou la dislocation du corps est interdit aux enfants de moins de 16 ans.

L'examen du projet de loi a été confié à une commission présidée par M. Moret, qui a introduit jusqu'ici quelques modifications dans le texte ministériel et a récemment proposé la division du travail entre plusieurs sous-commissions (novembre 1891).

## § 11. — *Aide de l'industrie à ses ouvriers*

### I

Les entreprises particulières, les grandes industries s'occupent quelquefois du bien-être des travailleurs qu'elles emploient.

Dans la région des Asturies, à part quatre ou cinq affaires importantes, on ne rencontre guère que de petites exploitations. Si les grandes se sont montrées prévoyantes et généreuses, après que les difficultés d'installation ont été surmontées, et que les premiers bénéfices ont été employés à des améliorations de l'outillage, les petites n'ont établi en faveur de leurs ouvriers que des œuvres restreintes. Leurs économats ne consistent que dans la vente à haut prix de comestibles et vêtements ; les ouvriers sont forcés de s'y fournir, et on arrive ainsi à obtenir leurs services à peu près pour rien ; ces petites industries ont, en outre, un médecin attaché à l'exploitation et une caisse de secours alimentée par une retenue de 1 à 2 0/0 sur les salaires, et grâce à laquelle l'ouvrier reçoit, pendant sa maladie, une partie de son traitement, la moitié, s'il est seulement malade, la totalité s'il a été blessé en service.

Passons aux œuvres plus sérieuses.

La Société l'Union métallurgique et houillère des Asturies, établie à Gigon, a organisé, en 1888, un service d'assistance pour ses ouvriers.

Il s'agit d'assistance médicale et pharmaceutique, de secours pécuniaires, de pensions en cas de blessures reçues pendant le travail, de secours aux ouvriers momentanément sans ouvrage, de la création d'hôpitaux spéciaux, d'écoles de garçons, de filles et d'adultes soutenues par la compagnie, de l'installation de baraques pour installer les travailleurs en temps de crise.

On retient aux ouvriers, pour alimenter la caisse de secours, une somme qui ne dépasse jamais 3 0/0 de leur salaire, et la Société verse de son côté une somme égale aux versements totaux de ses ouvriers ; de plus on emploie à cet usage les amendes et les dons extraordinaires.

Le service médical est fait par cinq médecins, les médicaments sont pris à la pharmacie que désigne le malade.

Les indemnités sont la moitié ou les 6/10 de la paie, en cas de maladie ; le taux de la pension annuelle pour les blessés équivaut de 100 à 200 journées de salaires, elle est de 70 à 120 pour la veuve, de 50 à 100 pour les enfants jusqu'à 15 ans, de 70 à 100 pour les pères et mères de l'ouvrier décédé.

Le comité directeur de cette association est élu par les ouvriers dans la proportion de un membre pour cinquante ouvriers.

Les règles de l'hygiène sont bien observées à l'égard de l'ouvrier, aucun ne travaille plus de huit heures par jour sous terre on paie 20 0/0 en plus le travail de nuit. Le nombre des ingénieurs a été augmenté pour diminuer celui des contre-maîtres, afin de mettre l'ouvrier en contact avec des hommes d'une éducation relevée.

II

Aux mines d'Almaden, propriété de l'État, il y avait, en 1635,des fonds spéciaux fournis par la charité, pour secourir les invalides du travail et les orphelins de mineurs. En 1788, seulement, furent établies et, en 1798, furent confirmées par décret, les conditions relatives à la distribution de ces fonds. Dès 1800, on a réglé d'une façon plus précise l'organisation de cette caisse de secours d'Almaden,qui assure des pensions aux ouvriers vieux ou impotents. Ses paiements furent suspendus de 1868 à 1878 à cause de la révolution et de guerre civile.

III

Voici maintenant les institutions créées par la direction des mines d'Aller (Asturies) qui comprennent 3.000 hectares de terrain houillier, occupent 1.800 ouvriers et exploitent 200.000 tonnes par an.

L'organisation du service d'assistance,inauguré dès la fondation, en 1883, par le propriétaire, M. le marquis de Cornillas, s'est trouvée compliquée par les circonstonces et habitudes locales.

Tout d'abord l'administration a construit trois groupes de maisons de 60 ménages, chaque logement comprenant 3 chambres à coucher, une cuisine et un grenier, loué de 6 à 8 francs par mois, et représentant 6.5 0/0 environ du salaire moyen. Chaque logement a coûté 2.500 pesetas; le produit moyen de la location, soit 90 pesetas par an, est employé à l'entretien. Chaque caserne, composée de 20 logements, est sous la surveillance d'un employé hiérarchiquement supérieur aux autres, qui doit signaler les abus et faire exécuter un nettoyage général chaque semaine.

La Société encourage les particuliers à bâtir,en leur garantissant le paiement d'un loyer fixé à l'avance, qui fait l'objet d'une retenue sur les feuilles de paie de l'ouvrier.

De plus, dans un économat que la Société a organisé avec une dépense de 250.000 pesetas, les ouvriers ont la faculté de s'approvisionner de pain, comestibles, épicerie, quincaillerie, effets d'habillement, le tout au prix de revient; les ouvriers en retirent une économie de 15 à 20 0/0, et l'économat sert de régulateur de prix pour la localité.

Des écoles ont été bâties et meublées par la Société, les maîtres sont payés par la caisse de secours, laquelle, alimentée par une retenue de 3 0/0 sur les salaires, a dans ses attributions les dépenses suivantes :

1° Honoraires des médecins chargés de soigner les ouvriers et eurs familles et paiement des remèdes;

2° Frais d'entretien d'un hôpital pour les blessés et les malades atteints de maladies contagieuses;

3° Frais motivés par l'envoi aux eaux, les enterrements, etc.

4° Secours journaliers aux ouvriers malades, pendant deux mois, délai au-delà duquel le paiement de l'indemnité incombe à la caisse des retraites.

5° Paiement des instituteurs et institutrices.

La caisse de secours ne peut pas toujours suffire à ces dépenses, mais la Compagnie prête volontiers les fonds sans espoir ni désir d'être remboursée.

La caisse des retraites a la destination que son nom indique; elle est alimentée par la Compagnie. Celle-ci avance, en outre, aux jeunes gens, qui ont travaillé cinq années consécutives avant la conscription, l'argent nécessaire pour l'exemption du service.

Une augmentation de salaire, qui n'est jamais inférieure à 25 centimes par jour, est allouée aux ouvriers, après un certain temps de services continus, à titre « de prime à l'ancienneté ».

Tous les ans, l'administration construit trois ou quatre maisons à rez-de-chaussée contenant 4 pièces et deux petites annexes avec jardin, valant 3.000 francs chacune. On tire ces maisons au sort entre les ouvriers spécialement recommandés pour leurs bons services. Elles font l'objet d'une donation gratuite stipulée par acte notarié.

De plus, la Compagnie cède gratuitement des terrains aux ouvriers qui désirent se créer un petit jardin de rapport.

Une chapelle centrale a été bâtie, et autour d'elle on établira des jeux connus dans le pays : quilles, barres, paume, etc. et plus tard un cercle ouvrier, avec bibliothèque instructive et récréative. En attendant, on répartit 2.000 exemplaires de la *Semaine populaire illustrée* paraissant à Barcelone.

Afin d'occuper les femmes et les filles d'ouvriers, la Compagnie a acheté des machines portatives pour fabriquer de la bonneterie (bas, chaussettes, caleçons, ceintures), et on a fait venir de Barcelone une habile dentellière qui formera des ouvrières.

L'économat sera également complété par un magasin spécial de vêtements cousus par les femmes et filles des mineurs, et dont la Compagnie fournira la matière première ; ces blouses, bourgerons, cottes, vestes, pantalons, seront vendus au prix de revient.

La Compagnie étudie divers projets d'assurances sur la vie, caisses d'épargne, asiles pour orphelins, vieillards et invalides.

En outre, la Compagnie franco-belge des mines de Sommorostro, qui possède dans le pays des hauts-fourneaux, a installé pour ses ouvriers une Société de secours mutuels et une Société coopérative.

Cette dernière, dite de la fabrique de Notre-Dame-du-Carmen, à Baracaldo, a pour but de fournir des comestibles et autres articles de bonne qualité, à des prix modérés ; le droit d'entrée est de 25 pesetas et permet de prendre des fournitures pour la valeur des trois quarts de la solde.

Quant à la Société de secours mutuels, elle a pour but, moyennant une retenue de 2 et 3 0/0 de la solde, de créer et soutenir es écoles maternelles, primaires, et d'adultes, d'assurer aux ouvriers les soins médicaux et secours quotidiens en cas de maladie (de 35 centimes à 2 fr. 50 par jour suivant la paie), de fonder des hôpitaux et autres œuvres.

Je parlerai tout à l'heure des hôpitaux fondés pour les mineurs.

Enfin la Compagnie a traité avec un cantinier, qui, surveillé de très près, fait d'excellentes affaires en fournissant aux ouvriers qui le désirent des vivres (viandes, légumes, poissons salés) et du vin, à condition que le liquide ne puisse pas être consommé sur place. Les prix sont ceux de Bilbao, les denrées sont de la meilleure qualité.

Cette dernière œuvre est faite pour les ouvriers et les mineurs ; mais la Société de secours mutuels et la Société coopérative n'existent pas pour ces derniers, parce que leur population se renouvelle incessamment, la plupart d'entre eux quittant leur famille pendant quelque temps seulement, et allant la retrouver après peu de mois passés aux mines.

On a bien essayé d'organiser des dortoirs, mais la Compagnie exigeant que les mineurs s'abstinssent de boire le jour, et de jouer la nuit, on a dû fermer bien vite ces salles (1).

## V

Les principales sociétés du bassin minier de Sommorostro, près Bilbao, ayant à leur tête la Société franco-belge dont j'ai parlé plus haut, la Compagnie du petit chemin de fer faisant le trajet de cette ville à ce bassin, et quelques autres industriels, ont créé, le 13 mai 1880, une association ayant pour but la fondation d'un capital et l'établissement d'une maison de secours à Matamoros, Galdames, Poveña et Desierto ; l'association acheta un terrain appelé Buenos-Ayres, sur lequel s'éleva le premier hôpital minier, et elle prit le nom de « Société des hôpitaux miniers de Triano », au capital de 150.000 pesatas divisé en 300 actions donnant chacune 5 0/0 d'intérêts produits par la re-

(1) La grande parfumerie de Tena (Séville) fournit à son personnel des habitations convenables.

tenue de tant pour 100 sur les résultats de l'exploitation des mines.

A ce moment, les mines de Gallasta et de ses environs étaient en pleine activité, et c'est dans cette localité que résidaient le plus grand nombre des mineurs. Vers 1887, le rendement alla en déclinant, sur ce point, et, en revanche, les mines nouvelles et surtout celle de Matamoros crûrent en prospérité, si bien que, sur un total de 796 ouvriers blessés ou malades, il y en avait 238 de la région de Matomoros, ce qui nécessita la création d'un autre hôpital.

Les hôpitaux, à l'entretien duquel concourent les ouvriers eux-mêmes, par la retenue de 2 0/0 sur leur solde, sont au nombre de trois : 1° l'hôpital de Triano, qui date de 1883, peut recevoir 80 malades et possède, en outre, un pavillon spécial pour maladies infectieuses; le service est fait par un médecin, directeur de tous les hôpitaux du district, un médecin adjoint, un aumônier, trois praticiens, sept sœurs de charité et sept employés ou infirmiers.

2° L'hopital de Matamoros,avec 50 lits et un pavillon d'isolement, construit en 1890, servi par deux médecins, un chapelain, un praticien, six sœurs, cinq employés ou infirmiers.

3° L'hôpital de Galdamès, avec 16 lits, qui reçoit, comme le précédent, les malades et les blessés légèrement, tandis que celui de Triano accueille les grands traumatismes.

Pour les premiers secours, il y a, au lieu dit le Desierto, une maison de secours servie par un praticien.

En outre, les ouvriers sont assistés à domicile par des médecins au nombre de onze, et ils prennent leurs remèdes dans des pharmacies qui les leur délivrent à prix réduits fixés par contrat.

De plus, en cas d'accidents, les mineurs blessés et devenus impotents reçoivent une indemnité qui est ainsi déterminée : — pour cécité 500 pesetas, pour perte d'un œil 150 p., de la cuisse 375 p., d'une jambe 250 p., d'un bras 250 p., de la main ou du pied 200 p. On donne 150 p. à la veuve d'un ouvrier sans enfants, et 50 p. en plus pour chaque enfant.

Dans l'exercice 1885-1886, on a traité 967 mineurs à l'hopital. dans celui de 1886-1887,on en a traité 1117,et 2319 sont venus à la consultation gratuite.

Le budget pour l'exercice 1890-1891 (du 18 décembre au 1er décembre) porte,comme honoraires du personnel des trois hopitaux, 40,000 pesetas pour les médecins de l'assistance à domicile, 10,000 pour les remèdes, 32,000 pour nourriture, chauffage, etc. 51,000, pour secours en cas d'accidents, 8,000, pour appareils et instruments de chirurgie. Le total du chapitre dépense, y compris 85,000 francs de dettes, est de 292,000, tandis que les recettes ne montent qu'à 20,700 p., qu'on couvrira en imposant de 50 0/0 les sommes fournies déjà par les Compagnies et les ouvriers.

Durant les deux derniers exercices (1er décembre 1888 au 1er décembre 1890) 2318 ouvriers ont été soignés à l'hopital, 1778 sont venus à la consultation. Dans ces deux exercices il y a eu 1698 malades dont 582 affections thoraciques, 39 phtisies, 425 affections gastriques.

Les traumatismes ont été au nombre de 619 ; il y a eu 237 opérations, la mortalité s'est élevée à 135.

Rien de plus coquet que l'hopital de Triano, situé sur une hauteur dans cette région minière si mouvementée, et où les trains et le va-et-vient de corbeilles chargées de minerai fonctionnent sans cesse. Lorsque je fus le voir, en avril dernier, avec M. Neuville, notre zélé consul français à Bilbao, par une bourrasque inopportune, je n'y trouvai pas l'habile médecin qui dirige le service, — le Dr Enrique Areilza (1) qui a conquis au concours cette situation et jouit d'une grande autorité dans le monde chirurgical d'Espagne; — mais guidé par un des internes, je pus m'assurer de l'excellente installation de ce petit hopital, qui, pour la capacité et la distribution des salles, l'aménagement de la salle d'opération, munie de tout ce qu'exige l'antisepsie la plus scrupuleuse, me paraît devoir être cité avec éloges.

## VI

Les Compagnies de chemins de fer ont suivi l'exemple des Compagnies françaises en assurant à leurs employés les soins médicaux, soit à domicile, soit dans les hôpitaux. J'ai sous les yeux le règlement de la Compagnie du Nord de l'Espagne que je dois à l'obligeance de M. le Dr Bide, médecin en chef de cette Compagnie. Mais comme ce règlement ressemble, ainsi que je l'ai fait pressentir, à ceux des Compagnies françaises, je n'en dirai que quelques mots.

L'examen des employés avant leur entrée au service est fait avec beaucoup de soin par les médecins de la Compagnie. Il ne faut pas que les candidats aient une infirmité qui rende l'exercice de leurs fonctions difficile pour eux et préjudiciable au public, qu'ils aient des diathèses ou des prédispositions capables de leur faire prendre trop fréquemment des bulletins de maladie exemptant du service. Pour les mécaniciens, les aiguilleurs, d'autres encore, il est nécessaire que la vision soit normale et des

(1) Mon distingué confrère a publié dans la « Revista de Ciencias medicas de Barcelone » et dans la « Revista de Medicina y Cirurgia practica de Madrid », deux remarquables mémoires sur les fractures du crâne et la trépanation (1887) et les pressions transversales du pelvis (1891 que j'ai lus avec intérêt au moment où ils ont paru.

examens de l'œil par des médecins spéciaux sont pratiqués à Madrid, Léon, Valladolid, Saragosse, Barcelone, à l'aide d'instruments, la plupart de fabrication française.

On refuse tout candidat atteint de maladies de peau, ou nerveuse, de surdité, de difformités apparentes, de maladies des poumons ou du cœur, de hernie, etc.

La fourniture des médicaments n'est faite gratuitement qu'aux agents dont le traitement est inférieur à 3 000 frs. Le règlement prescrit un avis spécial du médecin quand la maladie de l'agent arrive au terme de trois mois; et quand elle arrive à celui de six mois, le médecin doit déclarer si elle est ou non susceptible de guérison. Cet article du règlement, copié sur les règlements français, montre la situation précaire de l'employé malade, quand même la fatigue causée par son emploi aurait amené sa maladie.

Des boîtes de pharmacie et d'instruments existent dans les principales stations et dans les trains, pour permettre les secours aux blessés auxquels sont obligés les médecins de la Compagnie ; dans le cas où les blessés étrangers ou bien les employés malades, réclament le secours de médecins n'appartenant pas à la Compagnie, ceux qui lui appartiennent doivent surveiller le malade au point de vue des délais à lui accorder, jusqu'au jour où il reprendra ses occupations.

Des instructions spéciales sont aux mains des agents pour régler leur hygiène, et leur indiquer l'usage des principaux remèdes des boîtes de secours.

Le règlement de la Compagnie du chemin de fer de Madrid-Saragosse, qui date de septembre 1862, est à peu près rédigé de même que celui de la Compagnie del Norte.

La plupart des Compagnies espagnoles de chemin de fer ajoutent au service médical des institutions de secours et de prévoyance.

L'une des organisations les mieux entendues, sous ce rapport, est encore celle du chemin de fer du Nord de l'Espagne.

De plus, cette Compagnie a établi, sous la direction de son médecin en chef, M. le Dr Bide, tout un système de secours aux mineurs qui dépendent de la Compagnie, et sont employés à extraire ses charbons. M. le Dr Bide, a récemment publié, sous le titre « *Cartilla sanitaria de los mineros de la Compania* » un petit livre qui a également paru à part, avec destination à toutes les entreprises minières. Dans ce livre, l'auteur traite de tous les accidents qui peuvent survenir dans les mines de charbon, explosion, incendie, asphyxie, inondation, et des moyens de porter remède aux conséquences de ces accidents; des gravures représentent les détails de ces secours et les appareils nécessaires. Cette lacune dans la littérature d'hygiène et de prévoyance a été heureusement comblée.

# Deuxième Partie

# L'HYGIÈNE PUBLIQUE

## § 1er. – *Les lois de santé.*

I

Si nous laissons de côté le décret du 14 juin 1820, nommant une commission chargée de donner son avis sur les règles de la santé publique, le décret du 22 août 1883 édictant des règles sur la préparation et la vente des produits chimiques, le décret du 27 mars 1847 sur la santé publique, on peut dire que cette matière est régie, en Espagne, par la la loi organique du 28 novembre 1855, modifiée par celle du 26 mai 1866.

Ces deux lois instituent une direction générale de la bienfaisance et de la santé, dépendant du ministère de l'Intérieur et à laquelle se rattachent tous les gouverneurs de province.

A côté du « directeur », et ayant quelque analogie avec notre Comité consultatif d'hygiène, il y a un « Conseil royal de santé » qui, sous la présidence du ministre, se compose d'un vice-président, ancien employé supérieur du ministère, du directeur général de la santé, des directeurs de santé de l'armée et de la marine, d'un chef de l'armée, d'un agent diplomatique, d'un jurisconsulte, de deux agents consulaires, de deux médecins, de trois pharmaciens, d'un professeur de l'école vétérinaire, d'un ingénieur civil, d'un membre de l'Académie d'architecture.

Dans chaque chef-lieu de province, existe une « Commission provinciale de santé », l'analogue de nos conseils d'hygiène de départements et d'arrondissements; en outre, dans chaque ville ayant plus de mille habitants, une « Commission municipale de santé ». Les premières, présidées par le gouverneur, comprennent un député provincial (conseiller général), le maire, le capitaine du port, deux médecins, deux pharmaciens, un chirurgien, un architecte, un ingénieur, un vétérinaire et trois habitants, inscrits sur le cens de la ville, payant impôt et jouissant de leurs droits civiques (*vecinos*) représentant spécialement l'industrie, le commerce et la propriété.

De la commission municipale de santé font partie : le maire président, un médecin, un chirurgien, un pharmacien et trois habitants (vecinos).

Le Conseil royal de santé s'occupe de donner son avis sur tous les projets de loi intéressant la santé publique, les mesures à prendre dans les ports de mer, en cas d'épidémie régnant au dehors, sur les associations ou institutions médicales, sur les établissements thermaux, sur les remèdes nouveaux.

Les commissions provinciales proposent aux gouverneurs et aux municipalités les mesures à prendre pour préserver la santé publique, et veillent à ce que les obligations des municipalités concernant l'assistance domicilaire et hospitalière soient bien remplies.

Les commissions municipales proposent à la municipalité toutes les mesures propres à assurer la salubrité de la ville et la santé des habitants; elles doivent veiller, entre autres choses, à ce que des dépôts de matières insalubres, fumiers, peaux, à ce que les canaux découverts, eaux stagnantes, volières, étables ou porcheries, n'existent pas en ville, ou soient soumis à des conditions spéciales (1).

## II

Le gouvernement est représenté, dans les provinces, par des délégués (*subdelegados*).

C'est le règlement du 24 novembre 1848 qui établit dans chaque circonscription judiciaire un délégué chargé de veiller à l'exécution des lois, ordonnances, décrets, règlements et instructions concernant la santé publique, les professions de médecin, pharmacien, vétérinaire, la préparation, la production, la vente et l'application de toutes les substances que l'on peut employer comme remèdes ou considérer comme des poisons. Ils doivent veiller aussi à ce que nul n'exerce l'une de ces professions, s'il n'a pas obtenu le diplôme correspondant.

Ils ont le devoir de s'occuper des épidémies et des moyens de les arrêter et de propager la vaccine. Ils font partie, de droit, de toutes les commissions sanitaires municipales de la circonscription, et doivent tenir les autorités au courant de tout ce qui touche à la santé publique (décrets des 3 août et 7 décembre 1888).

La nomination des délégués appartient aux gouverneurs, sur présentation de la commission provinciale de santé.

(1) La Commission provinciale de Bilbao a renvoyé en octobre dernier à l'ayuntamiento de Gallestu, près des mines de Sommorostro, la question du dessèchement d'un marais malsain. La promesse de procéder à ce travail a été faite, mais non encore tenue. Le manque de ressources est peut-être la cause de cet état de choses.

III

A côté de ces institutions, le gouvernement et ses représentants ont aussi des corps spéciaux qui les aident de leurs lumières en matière d'hygiène publique.

Ce sont les Académies de médecine. En régle générale, elles s'occupent de questions de médecine légale sur lesquelles les tribunaux peuvent appeler leur attention, après avoir déjà consulté le corps spécial des médecins experts (medicos forenses.)

L'Académie de médecine de Madrid a pour mission d'aider à l'avancement de la science médicale, d'examiner les doctrines, de faire un dictionnaire technologique, de recueillir des documents pour l'histoire de la médecine, d'exciter le zèle des travailleurs par la fondation de prix, d'aider le gouvernement de ses connaissances sur la question des remèdes nouveaux, de rédiger la phaimacopée officielle (décret du 28 avril 1861).

D'autres académies existent à la Corogne, Grenade, Murcie, Palma, Séville, Valladolid, Saragosse; il y a à Barcelone une académie et un institut médical, et à Madrid, une autre académie, dite médico-chirurgicale.

## § 2. — *Organisation sanitaire maritime*

I

J'ai dit plus haut que, dans la composition des commissions provinciales de santé, figure le capitaine du port. C'est qu'en effet, la surveillance sanitaire du port appartient à cette commission.

Dans les ports importants, il y a, en outre, une *direction de santé.* La direction de chaque port de premier ordre se compose d'un directeur, d'un secrétaire, de trois médecins, d'un interprète, de six commis, d'un patron de felouque et de huit matelots. Dans les ports de seconde classe, un médecin-directeur, un médecin en second, un secrétaire, un interprète, un patron de felouque et cinq marins. Le personnel est plus réduit dans les ports de troisième classe et de quatrième classe. Le reste de l'organisation sanitaire maritime ressemble beaucoup à ce qui se fait chez nous et dans les autres pays. Je n'en dirai donc que quelques mots.

Il y a deux sortes de patentes, la patente nette, signée du consul d'Espagne dans le port d'où vient le navire, s'il n'y règne pas une maladie épidémique, et la patente brute dans les autres cas.

La visite d'un navire arrivant dans un port doit être faite par le médecin-directeur ou les autres médecins de la direction. Un retard de vingt minutes dans cette visite est puni d'une amende de

25 francs (17 mai 1880). Une amende est également infligée au patron de bateau qui a accosté un navire suspect, et son bateau et lui, déclarés suspects, sont envoyés au lazaret.

Quand un navire a la patente nette, il est admis en libre pratique quand il a une patente brute, ou qu'il n'a pas de patente, il est envoyé au lazaret.

II

Il y en a, en Espagne, de deux sortes : le lazaret d'observation, destiné aux navires simplement suspects, le lazaret brut (*sucio*), destiné aux navires à patente brute, venant de ports où règnent la peste levantine, la fièvre jaune, le choléra, et á ceux qui sont dans de mauvaises conditions hygiéniques.

On impose une quarantaine de sept jours à tout navire venant des Antilles ou du golfe du Mexique, qui a quitté ces ports, entre le 1er mai et le 30 juin, avec patente nette. La quarantaine n'est que de trois jours, si la maladie ne règne pas à l'état épidémique (décret du 31 mars 1888) ; et si, la traversée ayant duré au moins dix jours, aucun cas n'a éclaté à bord, le navire sera admis en libre pratique.

La quarantaine est de quinze jours pour tout navire ayant patente brute de peste levantine, de dix jours, en cas de fièvre jaune ou de choléra (de quinze quand il y a eu des malades à bord), avec réduction de quelques jours pour les navires qui ont fait relâche dans des ports.

Les lazarets bruts doivent avoir un hôpital, une chapelle, un cimetière, des chambres à bains, un hôpital de convalescence, des étables, un lavoir, une étuve à désinfection, un jardin.

Il est commandé de faire descendre à terre tout passager malade d'un navire en quarantaine et de prolonger cette quarantaine.

III.

Des articles spéciaux réglementent la conduite de la direction de santé, à l'égard des marchandises, indiquent des précautions sévères pour les vêtements (18 septembre 1879) et pour la désinfection des objets fabriqués, venant des ports suspects (29 obtobre 1886). Il y a d'ailleurs, sur la matière, un véritable arsenal de lois, décrets et règlements à propos desquels deux brochures sont à consulter : *Compendium de législation sanitaire maritime pour les examens d'entrée dans le corps de santé maritime*, par D. Ricardo Velazquez de Catro, directeur de santé du port de Séville, et *Recueil de la législation de santé maritime*, par D. Raphaël Bianchi, directeur de santé du port de Bilbao.

Le décret du 18 novembre 1868 indique les conditions d'admission au concours pour les places d'employés à divers titres des directions de port.

Les médecins doivent être au courant de tout ce qui touche à l'hygiène générale, privée, navale, et à l'administration sanitaire. Le programme qui leur est imposé est un véritable cours complet sur ces matières.

Le médecin directeur doit, d'une part, s'occuper de tout ce qui regarde l'hygiène de la région où il exerce, et rendre compte à la direction générale, dans des rapports fréquents, de l'état de santé du port, et de son outillage au point de vue de l'assistance et de l'hygiène, soit dans l'année écoulée, soit dans une période fixée par la direction générale, elle-même. C'est ainsi que dans le *Bulletin officiel de la santé*, publié chaque mois par la Direction générale, ont paru des monographies très intéressantes sur tous les ports d'Espagne.

## § 3. — *La Vaccine.*

### I.

Ainsi que l'a fait remarquer l'éminent docteur Pacheco, président de la Société d'hygiène, dans un récent rapport au ministre de l'Intérieur, les Espagnols ont été les plus ardents propagateurs de la vaccine obligatoire. La loi de 1855, en effet, ordonnait à toutes les municipalités, aux délégués de médecine, aux commissions municipales et provinciales de bienfaisance et de santé, de veiller à ce que tous les enfants fussent vaccinés en temps opportun, et les gouverneurs devaient demander à la Direction générale des tubes des vaccin pour l'inoculation des enfants pauvres, par les soins des Sociétés de bienfaisance.

Le 14 août 1815, un décret royal rendait la vaccination obligatoire pour l'entrée dans une école.

Après l'instruction du 30 novembre 1833, la loi de 1855, déjà mentionnée, les décrets des 27 décembre 1860, du 15 janvier 1868 et du 30 novembre 1873, prescrivent la vaccination de tous les enfants (avec gratuité pour les pauvres) et de tous les employés des administrations de l'Etat, un règlement du 30 décembre 1873 instituait une direction de la vaccine, à Madrid, sous la surveillance de l'Académie de médecine, et fixait à 10 francs les honoraires du médecin, pour vaccination en dehors de l'Institut même, sans compter le prix du flacon de lymphe.

L'Institut de vaccine, créé le 24 juillet 1871, fut réorganisé le 1er juillet 1877, avec le personnel suivant : un médecin en chef, un chef visiteur, un secrétaire, deux vaccinateurs, quatre médecins de district nommés au concours. D'autres décrets, jusqu'à celui du 10 février 1888, sont venus compléter cette réorganisation.

La vaccine est obligatoire pour l'entrée dans les établissements d'instruction publics et privés, lesquels sont soumis à une inspection sévère à ce point de vue.

La plupart du temps, la vaccination gratuite des pauvres est faite, dans les villes, par les médecins titulaires de la commune et aux frais de celle-ci, (Séville, Malaga, etc...). Il y a des instituts vaccinaux publics ou privés, ces derniers, soutenus parfois, par une subvention municipale (La Corogne Saragosse, Bilbao, Santander, etc...).

II.

Le 22 août 1891 a paru, dans la *Gaceta*, un décret royal qui renforce encore la loi sanitaire de 1855 et réorganise la vaccination gratuite dans toute l'Espagne. Ce n'est pas encore la vaccination obligatoire, qui ne peut être ordonnée que par une loi, c'est au moins un acheminement vers l'obligation.

Voici quelques articles du décret :

« Les gouverneurs civils, les alcaldes, les délégués médicaux et les médecins municipaux, sont invités à faire vacciner par les moyens directs ou indirects que leur suggérera leur zèle, et avant l'âge de deux ans, tous les enfants qui sont dans leur circonscription provinciale ou municipale, et feront revacciner ceux qui n'ont pas été vaccinés depuis quatre ans.

« La lymphe vaccinale sera fournie gratuitement, par la Direction générale de bienfaisance ou par des Instituts vaccinaux qui seront créés à l'avenir.

« En cas d'épidémie de variole, l'alcade du lieu et les délégués médicaux devront réunir la commission sanitaire locale ; les gouverneurs réuniront la commission provinciale et prendront les mesures nécessaires.

« Les médecins devront vacciner tous les clients avec qui ils ont passé un contrat (abonnement); et les médecins municipaux, ou attachés à un service public, vaccineront gratuitement tous ceux qui dépendent de ce service.

Le décret se termine par l'énumération des conditions au prix desquelles les médecins vaccinateurs mériteront, par leur zèle à vacciner, les récompenses dont parlent les décrets des 15 août 1838 et 30 décembre 1857. C'est ce qui se passe, en France, par les soins de l'Académie de médecine, sur les rapports des Conseils départementaux d'hygiène.

## § 4. — *L'hygiène du sous-sol et du sol.*

I.

« L'Espagne, dit M. Jules Rochard, dans le tome III de l'Encyclopédie d'hygiène, n'a pas suivi, jusqu'ici, le mouvement (il s'agit de la salubrité publique et des égouts). Cet admirable pays, qui a de si splendides ressources et une population si énergique, ne veut pas se remettre en route. S'il a fait quelque chose en matière de voirie, nous l'ignorons complètement (page 220). »

L'éminent hygiéniste a-t-il frappé aux bonnes portes, pour savoir ce que fait l'Espagne, en matière d'hygiène? Je l'ignore; mais, ce que j'ai vu en Espagne ce que mes informations m'ont fait connaître, prouvent bien que ce pays se remue, et cherche à améliorer la situation sociale et la santé de ses habitants.

C'était à propos des égouts, que M. Jules Rochard prononçait sur nos voisins cette sentence. Or, dans le même volume et quelques lignes plus haut, il déplorait qu'en France, tous les progrès en hygiène ne fussent pas à la hauteur de la volonté des hygiénistes.

« Il est très peu de villes de second ordre, dit-il, page 212, dont les égouts soient convenables. Dans nombre de chefs-lieux de département, c'est à peine s'il y a un tronçon qui soit couvert, encore n'est-ce qu'un ruisseau, dont on a dissimulé la vue, et qui, le plus souvent, est encombré par les cailloux, les tessons, les débris de toute sorte. »

Et, passant en revue quelques villes françaises de grande importance, après avoir signalé le réseau d'égouts créé à Paris par Belgrand, indiqué les défectuosités, en matière d'égouts, de Marseille et Toulon, parlé des 52 kilom. d'égouts sur 220 kilom. de rues de Bordeaux, une des villes de France les plus propres et les mieux entretenues, mentionné les 22 kilom. d'égouts de Toulouse, à radiers larges et plats et à pente trop faible, les 33 kilom. d'égouts de Rouen sur 180 kilom. de rues, les grands progrès de Lyon, sous ce rapport, l'infériorité de Nantes, qui n'a terminé, que la moitié de ses égouts, M. Rochard ajoute :

« Mulhouse, Rennes, Arras, Limoges, Montpellier, Nîmes, Cette, Carcassonne, etc., sont encore plus mal partagés. »

## II

Pour en revenir à l'Espagne, je dirai que ses efforts dans le sens des améliorations hygiéniques sont très grands. Il n'est pas de jour où les journaux politiques ou médicaux de Madrid et de la province, dans des articles bien étudiés et écrits d'un style vigoureux, ne signalent à l'attention du public, et, par suite, des autorités, les défectuosités de l'hygiène. Le *Liberal*, le *Resumen*, le *Siglo medico*, ont fait dans ce sens, une campagne énergique, et ils la continuent. M. Moret, qui a été ministre de l'Intérieur, a pris, à l'occasion d'une épidémie régnant en Espagne, de sérieuses mesures, et en a fait prendre aux députations provinciales et aux municipalités. Depuis, il a signalé, dans une conférence qui a fait quelque bruit, le mal dont souffrait son pays, et les remèdes à y apporter. J'aurai l'occasion d'y revenir, en faisant la monographie sanitaire de Madrid.

Le Conseil royal de santé, dont j'ai eu l'occasion de parler, dans la première partie de ce travail, a étudié, de son côté, les améliorations hygiéniques, il les étudie chaque jour. De même, l'Académie de médecine qui, il y a deux ans, étudiait sur place, la grosse question des émanations cuivreuses de Huelva ; de même, la Société espagnole d'hygiène, créée il y a une dizaine d'années environ, et au sein de laquelle se discutent beaucoup de problèmes intéressants. Je citerai, pour les dernières années, les sujets suivants : l'hygiène de la criminalité l'hygiène des théâtres, vices des maisons de Madrid, les moyens d'y remédier, les moyens d'empêcher la propagation de la syphilis, l'hospitalisation.

J'avais l'honneur d'être assis à côté du distingué président de cette Société, M. Pacheco, lorsque l'on adopta la dernière des conclusions sur l'hospitalisation, à la fin d'une longue discussion qui avait duré plusieurs mois, et à laquelle un hygiéniste, M. Fernando Caro, aussi éloquent que savant, avait pris une part fort brillante.

## III

Dans le *Siglo medico* du 21 avril 1889, M. Ricardo Ballota Taylor, a publié un travail concernant les rapports de la fièvre typhoïde avec l'installation des égouts dans les villes d'Espagne ; en analysant rapidement son mémoire, et en complétant ses indications par mes propres observations, j'arriverai, je l'espère, à faire comprendre quelle est, sous ce point de vue spécial des égouts, la situation du pays voisin.

M. Ricardo Ballota se plaint d'abord des égouts de Madrid même, où, dit-il, dans certains quartiers (près des portes de Tolède, d'Atocha, etc ), les matières fécales, au lieu d'être emportées au loin, par les voitures pneumatiques, circulent à ciel ouvert, et il établit que, sur les 16.716 décès qui se produisent à Madrid, 462 sont attribuables à la fièvre typhoïde (1,17 par 1.000 habitants, 2,76 0/0 de la mortalité totale).

Il se plaint du petit calibre des égouts de Barcelone, dont la pente varie de 1 à 10 par 1.000 mètres, des filtrations par les parois des canaux dans leur passage sous les maisons, si bien qu'il attribue à cette défectueuse installation la mort par fièvre typhoïde de 366 personnes, soit 1,47 par 1.000 habitants (et 4,58 0/0 de la mortalité totale de la ville).

Les égouts de Valence sont très vieux, très étroits, manquent en certains quartiers, ont une pente si faible que l'accumulation des matières se produit sur plusieurs points. Aussi, la mortalité par fièvre typhoïde s'élève-t-elle à 0,66 pour 1.000 habitants ou 2,05 0/0 de la mortalité générale.

J'ai pu voir, à Valence, grâce à l'obligeance de notre distingué compatriote, M. Beau, président de la Chambre de commerce française, dans quelles conditions se trouvent les égouts de cette ville. Tout près de la promenade, ils se terminent par un ruisseau à ciel ouvert, qui répand d'odieuses émanations. C'est un peu ce que l'on retrouve à Oviedo, qui a des égouts défectueux et perméables.

A Séville, qui occupe le deuxième rang des villes d'Espagne, comme étendue, et le quatrième comme population « les égouts manquent absolument » ; de même, à Saragosse, Albaceta, Almeria, Salamanque, Ségovie. Des ruisseaux d'immondices se forment à Grenade, la ville des Maures. M. Taylor cite, comme canalisation souterraine défectueuse, les villes de Cuenca, Murcie, Malaga, Jaën, Tarragone.

IV

Mais, en regard de ce tableau désolant, M. Taylor met celui des villes d'Espagne, dans lesquelles, grâce à une bonne installation des égouts, la fièvre typhoïde fait peu de ravages.

A Alicante, par exemple, les égouts, bien qu'incomplets, sont faits de bons matériaux ; ils ont une pente suffisante et jettent leur contenu dans la mer. Il ne meurt, à Alicante (35.438 hab.) par 1.000 habitants, que 0,45 par fièvre typhoïde (1,34 0/0 de la mortalité générale).

L'excellence de l'installation des égouts voûtés à Cadix (58.355 hab.) coïncide avec une faible mortalité par la maladie qui nous occupe (0,004 par 1.000 habitants, 0,11 0/0 de la mortalité générale).

M. Taylor pousse encore plus loin son enquête ; il compare à la ville de Cadix, une ville voisine moins importante, San Fernando qui, par ses conditions climatologiques et topographiques, les mœurs, genre de vie et habitudes de ses habitants, ressemble absolument à Cadix. Mais San Fernando, qui a une population de 25.841 âmes, non seulement manque de tout moyen d'évacuer ses matières excrémentitielles, mais encore possède des fosses fixes, dont les parois sont tout à fait perméables. Le sol, d'après les indications du Dr Lopez Perez, est poreux, les fosses fixes des maisons manquent d'aération, les maisons sont envahies par une mauvaise odeur.

L'eau, de plus, ne provient à San Fernando, que de puits et citernes qui sont plus ou moins en contact avec les fosses ; aussi, ne nous étonnerons-nous pas, dit M. Taylor, que San Fernando soit la ville d'Espagne la plus éprouvée par la fièvre typhoïde, qui donne 3,11 décès par 1.000 habitants ou 8,96 pour cent de la mortalité totale. C'est une mortalité par cette maladie zymotique 60 fois supérieure à celle de Cadix, et, suivant M. Taylor, la cause de cette différence réside bien dans celle de l'installation des égouts (alcantarillas)

J'ajouterai à ce tableau de M. Taylor, quelques observations prises sur place, sur le système d'égouts employé en Espagne.

Le système du tout à l'égout est installé à Malaga, dont les grandes conduites permettent l'introduction d'ouvriers ; à Bilbao, où les égouts conduisent les immondices à la rivière, puis à la mer, très voisine, à San-Sébastian, Santander, Palma, Barcelone, Alicante, Cadix, La Corogne, où ils vont directement à la mer. Les égouts de Jérès, Cordoue, Logroño, Pampelune, vont à la rivière.

Et, dans quelques-unes de ces villes, grâce à la pente et à une grande abondance d'eau, le lavage des égouts est facile (Malaga, Barcelone, Valence).

## V

Le système des fosses fixes est encore en usage, surtout dans les petites villes. Mais, à Almeria, qui est plus importante, il n'y a que des fosses fixes ; Palma, Cordoue, ont le système mixte, le tout à l'égout et les fosses fixes ; Saragosse, de même.

Je ne crois pas que le système des fosses mobiles existe en Espagne. Ce que je puis dire, c'est que le curage des fosses fixes se fait dans plusieurs villes, la nuit, avec beaucoup de soin, que dans quelques-unes on emploie des appareils pneumatiques qui appartiennent, soit à la ville, soit à des particuliers qui ont l'entreprise de la vidange.

Les matières retirées des fosses fixes, de même que les balayures des rues, que des voitures viennent prendre, sont transportées sur les champs, dans des locaux appartenant à la municipalité ou à l'industrie privée. Ce balayage qui n'est pas toujours réglementé, s'exécute avec beaucoup de soin dans certaines villes comme à San-Sébastian, où le nettoyage se fait, pour ainsi dire, à chaque instant de la journée, par des petites charrettes, indépendamment du nettoyage important de la matinée à l'aide de grandes voitures dans lesquelles, à la première heure, les ménagères viennent jeter leurs détritus.

Si ces résidus et les matières des fosses sont employés à l'engrais de la terre, il n'en est pas ainsi de l'eau même de l'égoût. On n'a pas, en Espagne, l'analogue des champs d'irrigation de Genevilliers, Reims, etc.

Cependant, certains égouts remontant aux Arabes, dans les provinces de Catalogne, Grenade, Jaën, Valence, Murcie, conduisent hors des villes, les produits usés, les balayures, les détritus de l'abattoir ; ceux-ci séchés, puis repris par le trop-plein des fontaines, forment le liquide d'arrosage des huertas (jardins) qui, par un traité très ancien ont droit à une certaine quantité de ce liquide (à Jaën).

## VI

Une question qui rentre dans le chapitre du sous-sol, est celle des cimetières. Les cimetières d'Espagne sont placés hors des villes, quelquefois trop près, les cités se trouvant sous le vent des cimetières et en recevant des émanations désagréables. L'encombrement oblige souvent à faire trop d'inhumations dans un petit espace, et, dans certaines villes, elles se font, non pas en largeur, mais en hauteur.

A Barcelone, par exemple, le vieux cimetière, en outre de ses fosses et de ses caveaux ordinaires, est divisé en rues, dont les maisons seraient remplacées par de grandes et hautes constructions qui renferment les cadavres sur toute la longueur, et superposés de façon à ce qu'il y en ait au moins sept sur la même ligne verticale. C'est une vraie ville d'aspect triste, et l'on suppose dans quelles conditions se pratiquent ces inhumations ; on ouvre des murs creux occupés par d'autres cadavres, pour y introduire celui du mort actuel, quand souvent l'inhumation précédente ne remonte pas à plus de quelques mois.

Ce système est suivi ailleurs qu'à Barcelone. Du reste, la réglementation des cimetières est très sévère, et, dans quelques villes, elle est sous la surveillance du médecin chargé de la vérification des décès. Malgré cela, on voit souvent l'inhumation se faire à une profondeur trop réduite, et dans des sols qui, n'ayant pas été choisis avec soin, ne présentent pas toutes les conditions de porosité nécessaires.

L'inhumation est interdite dans les églises, depuis le décret de 1821, et dans les cimetières situés à l'intérieur, depuis le décret de 1849, renouvelé en août 1867. Un décret du 17 février 1886 prescrit l'éloignement des cimetières à 500 mètres des villes de moins de 5.000 habitants, à 1 kilomètre de celles qui ont entre 5.000 et 20.000 âmes, et à 2 kilomètres des villes d'une population supérieure. Un décret du 12 décembre 1883, prescrit que l'inhumation ne peut être faite sans une autorisation médicale, et déjà le décret du 30 juin 1878 avait fixé à trente heures, à moins qu'il ne se produise une décomposition, le délai pour toute inhumation.

Pour les communautés qui désirent enterrer leurs morts, la jurisprudence a varié ; tandis qu'un décret refusait cette autorisation aux petites sœurs des pauvres (30 juin 1887) un autre, du

16 avril 1888, le permettait à la confrérie du Sacré-Cœur de Jésus.

Pour l'établissement des nouveaux cimetières, le décret du 17 février 1886, que j'ai déjà cité, prescrit de demander l'avis du curé et de la commission de santé, et subordonne l'ouverture à l'autorisation du ministre de l'Intérieur.

## VII

Quant aux habitations, l'observation des règles prescrites pour leur salubrité et leur construction varie suivant les villes.

Dans certaines d'entre elles, l'ayuntamiento examine, par les soins d'une commission spéciale prise dans son sein, ou par ceux de l'architecte municipal, les plans des demeures que l'on veut bâtir, et, la maison faite,l'architecte ou la commission vérifie si la construction est conforme au plan présenté et approuvé.

Quelquefois, il n'y a ni examen, ni vérification, mais la maison n'est déclarée habitable qu'au bout de deux mois.

A Bilbao, Almeria, San-Sébastian, Santander, Pampelune, Oviedo, Palma, Séville, Malaga, Valence, Saragosse, Tarragone, Alicante, Barcelone, Cadix, Cordoue, Jérez, la Corogne, Madrid, les plans des maisons doivent être soumis, soit à l'architecte municipal, soit à l'ayunumiento, soit à une commission nommée par lui, mais la vérification de la construction n'est pas toujours faite.

## VIII

Le balayage se fait, en Espagne, ainsi que je l'ai dit ; dans quelques villes, on y ajoute l'arrosage soit pour favoriser le balayage, soit pour répandre une certaine fraîcheur. Cette question de l'arrosage a été soumise, il y a quelques années, aux délibérations du Conseil royal de santé, et de l'Académie de médecine de Madrid (juin 1886).

Voici quel a été l'avis de ce dernier corps savant :

Le balayage doit être fait à sec, avant l'arrosage, le matin, alors que les voies sont encore peu fréquentées ; on doit interdire aux ménagères de jeter leurs résidus dans la rue, après le balayage ; on fera toujours un balayage, le matin, plus un à 2 heures en hiver,2 au printemps et à l'automne (midi et 2 heures) et 3 en été (10, 2 et 4 heures).

Le Conseil de santé, d'autre part, formula les règles suivantes : un arrosage le matin avant le balayage, et un au milieu du jour, au printemps et à l'automne, 3 en été (matin 10 heures et 4 heures), 5 dans la période caniculaire qui est si souvent suffocante en Espagne (le matin, puis à 9, 2, 5 heures); pour l'hiver un seul.

Naturellement, la direction générale de santé, après avoir étudié les deux opinions, prit une décision qui s'inspirait de l'une et de l'autre, et c'est ainsi que la question de la propreté des rues fut réglée.

### § 5. — *Industries incommodes et insalubres. Conditions du travail industriel.*

I

C'est la loi de police sanitaire qui s'occupe des établissements insalubres, sur lesquels on trouvera des renseignements dans le Manuel administratif de santé terrestre et maritime d'Arbella.

L'article 17 dit qu'il y a des établissements industriels qui, par leur nature, peuvent attenter à la santé des hommes et des animaux, ou compromettre la sécurité des habitants, nuire aux récoltes et aux produits artificiels. L'autorité est chargée de les surveiller.

Un décret du 11 novembre 1863 s'occupe de l'éloignement des villes, à moins de cas spéciaux, de toutes les industries qui usent de fourneaux ou fours, capables d'infecter l'air. Un décret du 7 juillet 1834 s'occupe également de semblables établissements, au point de vue des dangers d'incendie ; le décret du 20 juin 1849, visant le précédent, prescrit l'éloignement à 150 mètres des habitations de la périphérie des fours à chaux, l'isolement et l'installation rationnelle des distilleries.

Consulté par la province de Navarre, sur les mesures à prendre, pour des fabriques d'eau-de-vie, tanneries et fabriques de savon, le ministre rendit, le 11 avril 1860, un décret dans lequel il s'excusait de ne pouvoir faire encore une classification des établissements insalubres, comme en France, et ordonnait le maintien de ces trois sortes d'établissements, dans l'intérieur de la ville de Pampelune, en prescrivant de placer désormais hors ville des établissements du même genre.

Un décret du 22 décembre 1881 vise les mesures à prendre pour isoler les eaux servant au rouissage du chanvre.

Certaines villes, d'ailleurs, comme Barcelone, Madrid, Séville, Cordoue, ont des règlements spéciaux pour les industries incommodes ou insalubres.

II

Parmi les industries, il faut une mention spéciale à l'industrie minière.

La loi actuelle sur les mines, ou plutôt les « Bases générales » pour la nouvelle législation minière de l'année 1868, contiennent les deux articles suivants :

Art. 22. — Les propriétaires exploiteront librement leurs mines, sans être soumis à aucune prescription technique, à l'exception de celles de police et de sécurité. Pour assurer l'accomplissement de ces dernières, l'administration exercera, par le moyen de ses agents, la surveillance nécessaire.

Art. 29. — Un règlement de police fixera, avec détails, les devoirs et droits des mineurs et les attributions de l'administration, et plus particuliérement des préceptes de salubrité publique spéciaux à cette industrie. Le règlement visé n'a pas encore été rédigé; et l'on a laissé tomber en désuétude l'usage du *livre de visite* prescrit par une vieille loi de 1859, livre sur lequel, une fois par au moins, les ingénieurs de l'Etat, désignés à cet effet devaient inscrire les observations faites à chaque inspection, et mettre ainsi au courant l'administration (le gouverneur) des fautes ou négligences commises,

Cette vieille loi de 1859, ou plutôt le règlement établi pour son exécution, fixe dans ses articles 67 et 68, les prescriptions relatives à la sécurité des mineurs. On sait d'ailleurs, qu'en cas d'accidents, les propriétaires des mines sont soumis aux pénalités des lois civile et pénale.

III

Parlons maintenant de la santé des mineurs et de la salubrité des centres miniers.

Les mines de mercure d'Almaden, qui appartiennent à l'Etat, sont les plus importantes en ce genre, mêmes comparées à celles du Frioul, du Mexique et du Pérou.

L'influence nocive des vapeurs mercurielles, qui paraissent se dégager, même à la température ordinaire, est telle qu'autrefois c'étaient des forçats du bagne (presidio), situé près des mines, qui étaient chargés du travail. Une fatigue extrême, un tremblement, de l'oppression, des douleurs gastriques violentes, et surtout une tendance irrésistible au sommeil, et une fièvre presque constante, deux symptômes que les ouvriers n'évitent qu'en sortant fréquemment de la mine, et en faisant de l'exercice, tels sont les phénomènes morbides qui se manifestent chez les mineurs d'Almaden.

De plus, la bouche devient pâteuse et s'irrite, l'appétit languit, les dents se déchaussent; quelquefois le tremblement est suivi et compliqué de convulsions, de crampes, de désordres, intellectuels.

Pour remédier autant que possible à ces désordres auxquels les indigènes résistent mieux que les étrangers, l'hygiène recommande la ventilation continue des mines; on prescrit aux mineurs de changer leurs habits pour le travail, de se laver pour les repas, de manger hors de la mine, de faire de l'exercice en le poussant jusqu'à la transpiration, de bien se couvrir à l'intérieur des mines, où l'eau coule sans cesse, de faire alterner le travail du dedans avec celui du dehors, de se nourrir surtout de lait, d'éviter les alcools.

## IV

Il y a eu, en Espagne, en 1890, une question des fumées d'Huelva (humos de Huelva), dans la province de ce nom. Il s'agit des vapeurs qui s'échappent des mines de cuivre si importantes de Rio-Tinto, Tharsis et autres, qui fournissent une grande partie du cuivre consommé en Europe.

Comme le gouvernement avait reçu des habitants de cette région des plaintes concernant les ravages que faisaient sur les plantes et sur les hommes, les émanations d'acide sulfureux, il chargea le conseil d'Etat d'étudier la question.

On consulta également l'Académie de médecine et le Conseil royal de santé. L'Académie de médecine envoya sur les lieux une commission qui parcourut le pays, et acquit la conviction qu'on avait exagéré l'influence nocive des « humos de Huelva ».

Sans doute, près de Rio-Tinto, la campagne a un aspect désolé, mais la population est allègre, bien portante, l'hôpital de 30 lits et les écoles entretenues par la Compagnie anglaise sont l'un peuplé de malades à affections communes, les autres fréquentées par des enfants généralement bien portants.

La population a augmenté depuis 1860, date du développement sérieux de l'exploitation. Il y avait 1.976 habitants en 1860, on en comptait 11.868 en 1888, et cependant les conditions d'existence sont anti-hygiéniques : 15 à 20 ouvriers couchent sur la paille, dans une même chambre.

La fumée des calcinations, que l'on voit en passant, saisit le visiteur à la gorge ; mais elle se dissipe vite dans l'air, et si le vent ne la pousse pas vers le visiteur, ou si celui-ci a soin de s'abriter, l'influence est quasi nulle. On peut, pour tout dire, éviter de s'exposer à cette influence.

Tandis qu'à Almaden, il y a des maladies inhérentes au travail des mines de mercure, tandis que d'autres (les coliques) atteignent les ouvriers qui travaillent aux mines de plomb (Sierra de Gador), il n'en existe pas de spéciales à l'extraction et à la calcination du cuivre.

A Rio-Tinto, je le répète, malgré les mauvaises conditions d'habitation et de nourriture, il n'y a que rarement des typhoïdes ; le choléra n'a fait aucune victime. En somme, l'acide sulfureux est un désinfectant apprécié et même un remède.

Un des plus ardents défenseurs de l'immunité des « humos de Huelva », mon excellent confrère, le Dr Pulido, faisait partie de l'expédition de l'Académie de médecine de Madrid. Il a écrit sur cette question une bien intéressante brochure, à laquelle j'ai emprunté les détails que l'on vient de lire. Elle se termine par une comparaison de la mortalité de la province de Huelva avec celle des autres provinces de l'Espagne.

Cette mortalité est de 24,51 pour 1.000 habitants, tandis qu'à Cordoue elle atteint 34,99, à Malaga 34,72, à Cadix 33, à Séville 30,41, à Grenade 27,73.

En 1872, à Zalamea, près des mines, alors que le travail était modéré, il y avait plus de morts par maladies générales et, en particulier, des voies respiratoires, qu'en 1879, époque d'un travail très actif.

Dans une année où la mortalité fut, à Rio-Tinto, centre minier, de 32,2 p. 1 000, elle était dans les districts éloignés de 40,7.

A Nerva, entre autres, c'est surtout la mortalité infantile, c'est-à-dire indépendante de l'action du travail, qui est importante; elle est la 1/2 de la mortalité générale, tandis qu'à Madrid, où on la considère comme très forte, elle est inférieure à ce chiffre (44 °/₀).

Il faut tenir compte aussi, comme d'un des facteurs de la mortalité, du paludisme si fréquent dans ces régions.

L'acclimatement est difficile. C'est l'indigène qui résiste le mieux; aussi, sur 100 ouvriers, 52,5 °/₀ sont de la province minière et présentent une morbidité de 39,43, tandis que chez les 47,5 venant du dehors, la mortalité est de 60,57.

Les appréciations des médecins de la province ne sont pas concordantes. Les uns (M. Troyano fils) ne trouvent pas que les conjonctivites et pneumonies diffèrent de celles des autres localités non minières; les médecins de Zalamea disent le contraire. Une consultation des médecins de Tharsis partage l'opinion du docteur Troyano, et attribue beaucoup de maladies à la vie même du mineur, quel qu'il soit.

Comparant la mortalité de Huelva (24,51) à celle de l'Espagne (29,7), résumant ses observations *de visu* et ses recherches statistiques le D^r Pulido conclut en disant que cette industrie, certainement incommode, n'est pas, à proprement parler, une industrie dangereuse, et que l'activité considérable qu'elle apporte au pays est de nature à améliorer plutôt qu'à diminuer la prospérité de ces régions et la vitalité des habitants.

L'enquête académique dont je viens de parler a dû faire annuler un décret du 29 février, rendu sur les plaintes des agriculteurs, et qui interdisait la calcination à l'air libre. A vrai dire, il ne fut jamais appliqué dans toute sa rigueur; les calcinations continuaient grâce aux délais successifs accordés aux Compagnies (1).

En attendant que les Cortès prononcent sur la question, un nouveau décret du 18 décembre 1890, suivi d'un règlement, autorise

(1) Il a été remis en vigueur en février 1892.

la calcination, mais il permet la plainte au gouverneur, en cas de préjudice causé, plainte qu'examinent un expert nommé par l'habitant, un autre désigné par la Compagnie et, en cas de désaccord, un troisième désigné par le gouverneur. Celui-ci notifie aux parties la décision des experts, mais les parties ont le droit de se pourvoir en Conseil d'Etat. C'est, en somme, la consécration du régime d'expropriation pour cause d'utilité publique, avec toutes ses formalités exécutées dans le mois et presque sans frais.

### § 6. — *Bains, en général, et stations balnéaires.*

I

Il n'y a pas, en Espagne, de bains publics bien organisés, soit gratuits pour les pauvres, et aux frais de la municipalité, soit à bas prix pour cette même catégorie. On sait, d'ailleurs, que ce moyen si puissant d'hygiène est à peine appliqué en France dans quelques villes, telles que Rouen et Reims. Cependant, l'article 13 de la loi sanitaire parle de la nécessité d'organiser dans chaque chef-lieu de province, au moins un bain public pour les classes nécessiteuses, qui servirait de modèle pour les autres villes. On donne, dans cet article, l'autorisation aux propriétaires de lavoirs d'installer des bains froids à côté de leur industrie, et on explique toutes les mesures pour la sécurité du baigneur et pour la morale publique. Mais le type modèle des bains chauds est encore à créer, et même à Madrid, où l'habile traducteur du *Dictionnaire d'hygiène*, de Tardieu, a proposé, en 1867, un projet bien étudié, qui a été accepté, on n'a pas mis la main à l'œuvre. Et cependant l'utilité de semblables établissements, en Espagne, est incontestable.

La loi sanitaire s'occupe aussi des bains de mers, du plan des établissements, qui devra être soumis aux autorités, et de l'aménagement de ceux-ci pour la séparation des sexes, des précautions à prendre vis-à-vis des baigneurs, suivant leur âge et leur habileté à nager.

II

Les établissements thermaux sont encore un procédé d'assistance. Ils sont régis, en Espagne, par une centralisation, qui les fait dépendre tous de la Direction de bienfaisance et de santé. La surveillance de ces établissements, confiée à un médecin-directeur (loi du 24 juin 1816), qui conquiert sa place à un concours tout particulier, à la suite d'épreuves spéciales à ces fonctions, et pour les médecins qui ont vingt ans de pratique, paraît très rigoureuse. Le maître de l'établissement doit faire annoncer à l'avance, dans la *Gazette officielle* et dans l'*Annuaire statistique des eaux minérales*, combien il a de chambres dans son établissement ; la loi, du reste, fixe le mobilier des chambres de première et de seconde classe, afin d'assurer au baigneur que le confortable de son logement sera proportionnel au prix qu'il paiera (1). L'annonce dont je parle doit être payée par le propriétaire de l'établissement. En compensation, l'*Annuaire* insère gratuitement une annonce pour les établissements qui vendent de l'eau transportable.

Le médecin nommé titulaire d'un établissement doit, quelques jours avant l'ouverture de la saison officielle, se rendre sur les lieux, pour savoir si les bains peuvent recevoir le client, et s'ils sont aménagés conformément au règlement.

Le prix minimum des visites du médecin est de 5 francs ; le règlement indique quelles sont les catégories des malades qui ont droit aux soins gratuits. L'exercice de la médecine est d'ailleurs libre ; à côté du médecin titulaire, d'autres viennent s'installer, mais le malade qui s'adresse à eux doit, cependant, pour prendre ses bains, être muni d'une « papelete », que délivre seul, au prix de 2 fr. 50, le médecin officiel.

Chaque année, on peut voir dans le *Bulletin officiel de la direction générale de bienfaisance et de santé*, un rapport de tous les médecins-directeurs des établissements thermaux, donnant le mouvement de leurs malades et permettant ainsi au public médical, de se former une idée de la valeur et de la fréquentation de ces établissements. Tous les cinq ans, la Direction demande aux médecins titulaires un rapport sur la topographie, la géologie, l'orographie, la météorologie et l'hydrologie de la station à laquelle ils sont attachés, ainsi que la situation actuelle et les améliorations désirables. Ces monographies, qui paraissent aussi dans le *Bulletin mensuel*, sont fort intéressantes. En outre, la Société d'hydrologie espagnole publie des travaux savants et pratiques.

Dans le *Bulletin mensuel de santé* de mai 1891, on trouve, d'après l'annuaire, une statistique complète des maladies traitées en 1890, aux 102 établissements thermaux que possède l'Espagne, et où professent 100 médecins titulaires (c'est le nombre fixé par le décret du 25 janvier 1887) et les 12 médecins surnuméraires.

Il y a eu 90.872 baigneurs en 1890, dont 78.103 payants, 10.887 pauvres, 1.882 militaires.

---

(1) La chambre de 1re classe aura un lit de fer avec un sommier à ressorts, deux matelas de laine, deux oreillers, table de nuit, table à écrire, armoire ou commode à glace, canapé, deux fauteuils et six chaises, porte-manteaux, rideaux, lavabos. Celles de 2e classe auront le même mobilier, sans canapé et avec un seul fauteuil. Celles de 3e classe n'auront que deux chaises, sans fauteuil, ni rideaux, ni table à écrire, mais le reste semblable. (Décret du 16 février 1889.)

Après un tableau donnant les diverses maladies et les eaux où elles sont traitées, on établit ainsi qu'il suit, la statistique des résultats. Sur 1.000 malades, 240,88 guéris, 521,73 soulagés, 161,08 sans résultats, 34,27 avec résultat inconnu, 4,67 aggravés, 0,29 morts, malades ayant été aux eaux par précaution 37,08.

Le 10e des morts est attribuable à la phtisie.

Le gouvernement a autorisé l'ouverture de 8 établissements nouveaux, pendant l'exercice dernier (avril 1890 à avril 1891).

### § 7. — *Déclaration des maladies contagieuses* (1).

Un décret royal du 8 octobre 1890, règle la façon dont doit être faite, par les municipalités, la statistique des décès,naissances, etc. L'article 6 impose aux alcaldes,l'obligation de dénoncer les cas de maladies contagieuses,et les mesures qu'ils auront prises pour les combattre, d'accord avec la Junta municipale, ou,en son absence, avec le médecin municipal.

A son tour, le médecin municipal, dans certaines villes, le médecin traitant dans d'autres, fait à la mairie, la déclaration des cas de maladies zymotiques observées par lui, et la désinfection des appartements occupés par les décédés se fait soit directement par les soins de la municipalité (Santander, Cadix), soit par ceux d'une brigade d'agents attachés au laboratoire municipal (Malaga, Valence).

A Alicante, Saragosse, Barcelone, Cadix, Cordoue, Jérès, Bilbao, Santander, Almeria, et même dans de petites villes comme Irun (8.000 hab.) ou Pasages (1.500 hab.), la déclaration est pratiquée.

La conséquence naturelle de la déclaration des cas de maladies contagieuses, c'est la désinfection des maisons où ont éclaté ces maladies. Plusieurs décrets, règlements municipaux, instructions d'Académie, de la Société d'hygiène, ont déterminé les conditions de ces désinfections. C'est à peu de chose près ce qu'édictent chez nous, le Comité consultatif d'hygiène de France, le Conseil de salubrité du département de la Seine, l'Académie de médecine Dans un décret du 12 août 1890, rendu à propos de l'épidémie cholérique, tous les détails relatifs à la désinfection et aux précautions sont donnés, et on y trouve, entre autres, la désinfection des voitures qui servent à transporter des malades et des wagons transportant des légumes et fruits venant de localités infectées.

Voici maintenant un exemple de ce qui se fait dans plusieurs

---

(1) Dans son rapport sur la réorganisation de la médecine, le professeur Cornil, sénateur, ne mentionne pas l'Espagne au nombre des pays où se fait la déclaration des maladies contagieuses.

villes d'Espagne (1). Je le prends à San-Sébastian, notre coquette voisine.

En face du beau laboratoire dont je parlerai, il y a un petit édifice abritant une étuve locomobile, système Geneste et Herrscher, six barils de 400 litres, pour contenir les liquides désinfectants, 48 petits barils de 20 litres pour le transport des liquides, 2 voitures à caisses doublées de zinc, un pulvérisateur. Tous les médecins de la ville font la déclaration des maladies zymotiques au docteur Usandizaga, inspecteur de la salubrité, qui, après avoir visité la maison infectée, avertit le Directeur du Laboratoire.

Aussitôt, le matériel se met en mouvement ; on désinfecte les privés, à l'aide de solutions d'hypochlorite de chaux et de chlorure de zinc, ou pulvérisé au sublimé, les parois et les meubles, le sol avec une solution de crésol à 2 p. 100, puis on désinfecte la chambre par le soufre (40 gr. par m. c.). Les vêtements sont transportés à l'étuve, dans les voitures dont j'ai parlé.

On fait payer 2 fr. 50 par vêtement, ou six francs par contenu d'étuve; les pauvres munis d'un certificat spécial, ont droit à la désinfection gratuite.

La ville de San-Sébastian, qui a 27.000 âmes, en temps ordinaire, mais dont la population s'augmente chaque été, par suite de l'affluence des baigneurs, est très bien surveillée, au point de vue de l'hygiène; le rapport du directeur du laboratoire, M. Chicote, dit qu'en 1889-90, on a pu arrêter sur place la propagation des diphtéries. La statistique sur les désinfections donne pour 1890-91, les chiffres suivants : 10.687 désinfections dans les water closets publics et les égoûts; fonctionnement de l'étuve 56 fois, nombre de vêtements soumis à son action 695.

## § 8. — *L'alimentation publique.*

### I

L'alimentation publique est protégée, en Espagne, par un certain nombre de lois et décrets qui indiquent les conditions que doivent remplir les matières servant à l'alimentation, pour entrer dans le pays, si elles viennent de l'étranger, ou pour circuler en Espagne, si ce sont des produits indigènes.

Les décrets du 23 février 1860, du 28 juillet 1887, prescrivent l'analyse de l'alcool. Le second vise l'article 356 du Code pénal contre la fraude (125 à 1.250 francs d'amende, la prison s'il y a

(1) Voir aussi, préceptes en cas de choléra, par l'Académie de Barcelone (1er juillet 1884). — Décret du 12 juin 1885. — Instructions du Conseil de santé et de l'Académie de médecine de Madrid. (Même date.)

récidive) et aussi, la loi municipale qui permet la publication dans la *Gazette officielle* du nom des délinquants.

Le décret du 22 février 1879 défend la coloration du vin par la fuchsine.

La loi de santé de 1886 ordonne qu'à tous les bureaux de douane soient attachés des chimistes, pour l'examen des vins entrants.

Un décret du 27 octobre 1887 défend la circulation du vin falsifié par de l'alcool impur, et il établit, à Madrid, une Commission chargée de centraliser les consultations des bureaux de douane et des laboratoires sur les cas douteux.

Un décret du 10 novembre de la même année énumère les moyens de reconnaître la pureté de l'alcool et prescrit la dénaturation, par le pétrole, des liqueurs alcooliques déclarées impures. Les propriétaires du liquide incriminé doivent donner, pour chaque essai, 1 fr. 50 à l'analyste, et lui fournir le pétrole nécessaire à la dénaturation, s'il y a lieu.

Un décret du 31 janvier 1888 dit que seront considérés comme falsifiés tous les vins, naturels ou non, qui contiendront de l'alcool industriel ou des alcools de cuve non rectifiés, de l'acide salycilique et autres antiseptiques, des matières colorantes quelconques, du glycose, de la glycérine.

Ce décret prescrit aux alcaldes de faire analyser, soit dans des laboratoires municipaux, soit dans des instituts (collèges) de la province, les vins destinés à l'exportation ou vendus dans les tavernes.

Toutes les précautions pour la sécurité de l'analyse sont indiquées ; il est dit aussi que les résultats des analyses envoyés dans le mois aux gouverneurs seront publiés dans le Bulletin officiel de chaque province. Enfin, le décret édicte les peines (amendes, prison) dont sont passibles les falsificateurs.

D'ailleurs, la falsification des vins avec des substances non nocives, et l'imitation des vins étrangers à l'aide des vins du pays, avec indication de l'origine et de la composition du liquide débité, étaient permises (23 février 1880), pourvu que le producteur eût été dûment autorisé par l'Administration compétente.

Pour le plâtrage du vin, il y a eu quelque obscurité dans les décrets rendus. Cette introduction date de longtemps, et aussi la répression de la fraude. Au XVI^e siècle, Pèdre d'Aragon défendit, sous peine d'amende et de destruction des vins, l'addition du plâtre, que Pline, avant lui, avait jugée préjudiciable à la santé (1).

Un décret du 31 janvier 1889 ordonnait de poursuivre ceux qui plâtreraient leurs vins, mais on est resté incertain sur la quantité

(1) Un nouveau décret de mars 1892, réglemente sévèrement la fabrication. Il a été vivement attaqué aux Cortès, comme empiétant sur le domaine législatif.

qu'il fallait tolérer, comme en France, du reste. Il est admis, cependant, que la quantité de plâtre trouvée dans un vin doit varier entre 2 et 4 gr. par litre. Le laboratoire de San-Sébastian tolère un maximum de 3 gr., celui de Bilbao 2 gr.

II

La surveillance s'exerce, à l'entrée de l'Espagne et à l'intérieur, aussi bien que pour les liquides, pour les aliments solides et les médicaments.

L'introduction des viandes et graisses d'Amérique et d'Allemagne, et surtout de celles du porc (la trichine a été observée, en 1878, à Villerdel-Azzolbispo, Valence), est réglementée par les décrets des 16 juillet 1878, 28 février et 10 juillet 1880, 15 juillet 1883, 9 novembre 1887; les décrets des 31 décembre 1887, 23 mars 1888, 16 janvier 1889, indiquent l'entrée du bétail par les bureaux de douane de 1re classe; le bétail reconnu bon peut seul entrer et ne doit être abattu que dans les dix jours d'un second examen. La circulation des vaches laitières reconnues saines est immédiatement permise.

L'inspection de la viande, de la fabrication des *embutidos* (saucisses, boudins, etc.), l'emploi des vases de cuivre, sont règlementés par des cédules royales du 6 octobre 1751, du 22 juin 1752, du 15 novembre 1796, par les lois du 25 février 1859, les décrets du 9 octobre 1882. Ce dernier vise spécialement la recherche des tubercules et interdit l'usage de la viande d'animaux tuberculeux, quand bien même ces produits accidentels seraient localisés aux poumons.

Un avis du Comité de santé, publié en 1889, donne aux alcaldes, et non plus aux gouverneurs, conformément à la loi municipale (art. 72), le droit de fixer le moment de l'abatage des viandes de porc pour la salaison (en général du 1er novembre au 31 janvier, sauf à Madrid, où le délai va jusqu'au 31 mars).

Comme pour les vins, on permet d'introduire dans les huiles, dans le chocolat, dans d'autres aliments, des substances d'une innocuité reconnue, pourvu que la désignation en soit faite sur l'étiquette (décrets de 1860, du 14 juin 1880, du 12 décembre 1881).

C'est sur les marchés, qu'après les abattoirs, se porte la surveillance de l'autorité. Les villes ont des règlements particuliers. A Barcelone, on interdit la vente à l'étal par des marchandes atteintes de maladies contagieuses; à Valence, on défend la vente, par un étal, de qualités diverses de viande, on interdit le lavage du poisson au marché même.

III

A plusieurs reprises, la loi espagnole a appelé l'attention publique sur la nécessité de créer des laboratoires municipaux sur le modèle de ses laboratoires de la douane, afin de permettre aux Commissions de santé la surveillance mieux raisonnée et plus efficace de la santé générale.

La ville de Madrid n'avait pas attendu ces recommandations, dont les plus récentes datent d'un décret du 4 juin 1887, pour organiser un laboratoire.

M. le Dr Vicente de Vera raconte l'histoire de ces efforts, dans un mémoire fort complet qui a été couronné par la Société espagnole d'hygiène.

Mais le premier laboratoire d'Espagne est celui de Barcelone, qui date de 1867, en tant qu'auxiliaire de l'autorité pour ses visites sanitaires; il ne fut ouvert au public qu'en 1882. Celui de Madrid date de 1878, non avec l'organisation complète qu'il a aujourd'hui sous la direction de son habile chef, M. Fausto Garragurzo, mais avec une organisation plus sommaire et suffisante pour l'époque, grâce à l'impulsion d'un ingénieur, docteur ès sciences, M. Justa de Villenueva, mort en 1880. Ce laboratoire n'a été ouvert au public qu'en 1881. Plusieurs grandes villes ont suivi l'exemple de la capitale, et depuis on trouve des laboratoires à Séville, Malaga, Saragosse, Valence, Alicante, Bilbao, Santander, Palma, Jérès, Oviedo, Logrono, San-Sébastian; on en étudie la création à Cadix. Il n'y en a pas à Pampelune, à Cordoue. C'est un pharmacien qui, à la Corogne, est chargé des analyses officielles.

Celui de Saint-Sébastien, que j'ai visité au début de mon excursion en Espagne, m'a frappé par son excellent aménagement, par la disposition et le nombre de ses salles, par la quantité d'instruments de premier ordre, et dont beaucoup viennent de France, origine presque unique des livres de la bibliothèque de ce beau laboratoire. Il a, à sa tête, un chimiste expérimenté, qui porte ses investigations sur tout le domaine des falsifications et recherche les moyens de les déceler. En 1889, afin d'acquérir des notions exactes sur la composition du vin naturel et de mieux juger les fraudes, il fabriqua lui-même, avec du raisin de Tafalla (Navarre), un vin dans lequel il trouva : alcool, 12,70; extrait sec, 40,68; bisulfate de potasse, 0,04; glycérine, 14; etc.

Poursuivant ses expériences sur l'alcool obtenu de ce vin, par distillation, M. Chicote a vu que cet alcool contenait, suivant le degré de la rectification, telle quantité de furfurol et d'éther amylique, substances nocives au premier chef; et il est arrivé à cette conclusion que tout alcool mal rectifié, vînt-il du vin le plus naturel, doit être rejeté, comme le vin que fabrique l'industrie; que d'un autre côté, la rectification dans les grandes industries, avec un outillage excellent, arrive à produire des alcools très purs, tandis que ce qui fait échouer les producteurs de vins les plus honnêtes, c'est l'imperfection des appareils dont ils se servent.

Un autre laboratoire, dont j'aurai à parler, en faisant la monographie de Barcelone, c'est le grand laboratoire micro-biologique de Barcelone, transformation de celui de 1867, et dirigé par le Dr Jaime Ferran. On sait le retentissement qu'ont eu les travaux de ce savant, sur la préservation du choléra et sur la guérison de la rage, au moyen d'inoculations encore plus intensives que celles pratiquées par notre Pasteur, entre ses premiers essais et la méthode qu'il emploie actuellement dans son beau laboratoire.

## IV

Dans les laboratoires d'Espagne, comme dans ceux de France, les échantillons pris par les employés ou par des inspecteurs spéciaux, les produits que le public apporte sont analysés, soit qualitativement, soit quantitativement ; les prix pour le public, varient suivant le laboratoire et suivant la nature de la substance à analyser; mais le service de la gratuité pour les analyses qualitatives n'est pas encore adopté.

Toutes les précautions sont prises pour assurer l'authenticité des échantillons, et pour éviter tout prétexte à réclamation. Un rapport fait par le directeur du laboratoire à l'autorité municipale met au courant celle-ci, de toute falsification menaçant la santé publique, ou même la simple probité commerciale. Les statistiques des travaux de la plupart des laboratoires de grandes villes paraissent mensuellement dans les journaux de la localité, ou dans les Bulletins officiels de la province.

On n'a qu'à se louer de ce procédé. Sans doute, il y a eu des objections au début, en Espagne, comme à Paris ; on a vivement combattu le criterium sur lequel se basaient les analyses, et que ne justifiait pas l'uniformité de composition des vins naturels de provenances diverses; mais, peu à peu, le public intéressé aidant, les plaintes ont cessé, et dans certaines villes, à Bilbao, par exemple, on a remarqué que la publicité donnée aux travaux du laboratoire avait notablement et très vite influé sur la pureté des alcools fournis au consommateur.

Les falsifications les plus fréquentes, en outre de celles que subissent les vins, sont celles du chocolat par les fécules et même la brique, du safran par les sels de baryte, du café par la chicorée, de l'huile d'olives par l'huile de sésame, du lait par la soustraction de la crème ou l'addition d'eau ou de farine, du pain par l'alun (à San-Sébastian, par ordre de l'alcalde le pain doit porter le nom du boulanger). C'est, à peu près, ce que l'on retrouve en France, et d'ailleurs, pour les procédés de falsification, il n'y a pas de Pyrénées.

Un des plus utiles services que rendent souvent les laboratoires municipaux, c'est l'analyse des eaux, soit de celles qu'il faudrait capter pour les faire servir à l'alimentation des villes, soit de celles des fontaines ou puits existants et dont, pour des motifs spéciaux, il y aurait lieu de proscrire l'usage.

Les laboratoires de Madrid, Barcelone, Valence, San-Sébastian etc, ont eu à analyser des eaux pour le compte de ces villes, ou pour le compte des provinces respectives.

## V

L'Académie de médecine de Madrid, consultée sur les conditions à imposer aux candidats aux places de directeurs des laboratoires de chimie, a répondu que ces places devaient être données au concours, que, vu la diversité des connaissances nécessaires, pour le bon fonctionnement d'un laboratoire, au personnel de cet établissement, il était bon que, là où il y aurait deux ou trois employés, chacun d'eux eût sa spécialité, qu'enfin, le personnel de chaque laboratoire, muni du diplôme de docteur en médecine, en pharmacie, ou en sciences physico-chimiques, devait former un corps dans lequel il y aurait une hiérarchie.

Les conditions imposées aux concurrents consistent, d'après l'Académie, dans trois épreuves :

1° Répondre pendant une heure, au maximum, à six questions du programme dont nous parlerons, tirées au sort ;

2° Résolution d'un problème d'analyse chimique se rapportant aux matières du programme ;

3° Maniement d'un instrument de laboratoire pour la découverte d'altérations dans des matières d'usage commun, avec explication détaillée de l'opération qu'aura effectuée le candidat.

Quant au programme des connaissances exigées, il est en effet, très étendu et très complet. Nous n'avons pas à le reproduire ici, mais nous pouvons dire quel est le champ d'études imposé aux candidats;

Différents modes d'analyses, épreuves de bactériologie, analyse et vérification des aliments, des eaux, conditions pour l'alimentation hydraulique d'une ville, analyse de l'air, du pain, des vins, alcools et cidres, du lait, du fromage, du sel, du sucre, des beurres et huiles, des pétroles, etc. Conditions hygiéniques des cimetières, des marchés, abattoirs, étables; conditions de la propreté publique (rues, égouts, lavoirs, etc.). Pratique complète de la désinfection privée et publique ; moyens de chauffage, d'éclairage, d'aération des établissements publics des écoles, théâtres, etc.)

## VI

La plupart des villes espagnoles renferment, dans leur enceinte, un certain nombre d'étables où l'on élève des vaches, car la consommation du lait est assez grande dans le pays (1). Vaches et chèvres demeurent dans ces étables que repoussent les rues larges et fréquentées, et qui sont forcées de se réfugier dans les rues étroites où les animaux sont soumis à des conditions déplorables d'hygiène. Et, cependant, les prescriptions concernant les étables sont très judicieuses et très sévères. Les villes de 4.000 habitants au moins, ne peuvent en établir sans soumettre à l'alcalde, un plan détaillé de l'établissement futur; les vacheries doivent n'être placées que dans des rues d'une largeur minima de 8 m., loin de tout établissement insalubre. Elles doivent avoir une hauteur de 3 à 4 m. et ne contenir que 20 vaches ou 50 chèvres avec un espace de 28 m. c. pour chaque vache et de 8 m. pour chaque chèvre, avoir un sol bien dallé incliné avec chute vers l'égout, parois cimentées jusqu'à 2 m. au-dessus du sol, être munies de fenêtres, de cheminées, de griffon amenant de l'eau, avec compartiment séparé, soit pour la nourriture, soit pour les bêtes malades ; les étables doivent recevoir deux fois par mois, la visite d'un vétérinaire délégué à cet effet, et de plus, subir les visites extraordinaires ordonnées par l'alcalde (décret du 8 août 1887).

## VII

A plusieurs reprises, des décrets ou ordonnances sont intervenus pour empêcher la propagation d'épizooties; un décret du 12 septembre 1848, rendu sur un rapport de l'école vétérinaire, a prescrit des mesures d'isolement et de désinfection, à l'occasion d'une épidémie de fièvre aphteuse ; un décret du 12 juin 1858, a ordonné la vaccination préventive du bétail, une circulaire du 22 février 1872 a édicté des règles pour éviter le propagation de la variole, un décret du 14 juillet 1875, confirmé par un autre du 30 juin 1881, a prescrit la désinfection des wagons à bestiaux.

Un décret du 31 août 1886, a institué les mesures pour empêcher le développement par contagion, des maladies vénériennes chez les chevaux.

## VIII

L'eau est abondante, en Espagne, et dans beaucoup de villages, elle circule dans les rues et répand la fraîcheur, en même temps qu'elle fournit aux habitants et aux animaux un aliment indispensable, et un moyen de propreté dont on n'abuse pas.

« Les Espagnols sont très connaisseurs en eau, dit M. Gouin, dans un article sur le climat de l'Indo-Chine; ce sont des gour-

---

(1) A l'hôpital de la Princesse à Madrid on ne donne aux malades que du lait de chèvre.

mets, et il la leur faut excellente pour être bue après la tasse de chocolat. »

Certaines villes possèdent des canalisations faites par les Romains, Ségovie conserve, de cette époque, un aqueduc qui est une merveille. Pour d'autres, on utilise les travaux des Maures, qui étaient des maîtres, surtout en matière d'irrigation. Dans d'autres, on a fait des travaux plus récents, par les soins de compagnies étrangères ou indigènes.

Madrid a de belles eaux venant de Lozoya, mais ne donnant que 20 litres par jour et par habitant. A Barcelone l'eau est fournie par diverses sources et donne 48 à 50 litres par habitant.

A Alicante,autrefois,on faisait venir l'eau en charrettes, dans des outres. C'est le marquis de Benalica, qui fit capter à ses frais, l'eau d'Alcozaga et la fit amener par une canalisation métallique de 12 kilomètres. Actuellement, on vend l'eau à 5 centimes la cruche au public, de plus, la municipalité en achète 180 m c. par jour; à Saint-Vincent,pour alimenter les fontaines, pendant trois ou quatre heures chaque jour. La consommation est bien faible.

La Corogne n'a que 11 litres par jour et par habitant. A Almeria, c'est de l'eau de rivière filtrée qui arrive aux plus hauts étages des maisons. A Bilbao, on a 70 litres environ par habitant, en temps de sécheresse, 150 et davantage dans la saison des pluies. L'abonnement à la fourniture de l'eau est obligatoire. A Pampelune, pour augmenter les 27 litres quotidiens, que fournit, à chaque habitant, la belle source de Subira, on a préparé un projet qui éprouve bien des retards. A Vigo, toutes les sources fournissent de la bonne eau potable sauf trois, réservées aux usages domestiques. A Oviédo, on étudie les moyens d'augmenter les 10 litres de consommation quotidienne. San-Sébastian donne 95 litres à chacun de ses 27.000 habitants. Jérez a une fort belle canalisation, de beaux réservoirs bien entretenus à une hauteur suffisante. La consommation quotidienne atteint 200 litres ; à Santander, elle dépasse ce chiffre. On mourait de soif autrefois dans cette ville, dit le récent rapport du directeur du port ; depuis l'établissement des sources Modina la fièvre typhoïde a presque disparu.

A Cadiz, qui, du temps de Strabon manquait d'eau,on en manque encore; on boit de l'eau des citernes souvent saumâtre, à laquelle des rapports officiels attribuent une influence fâcheuse sur la salubrité de la ville. Le manque d'eau fait étudier un projet de lavage des égouts par l'eau de mer, estimé 3.774.000 francs.

Dans un grand nombre de villes, on ne boit que de l'eau de puits, et grâce à l'analyse qui en est faite, on sait à quoi s'en tenir sur la potabilité de ce liquide, et lui substituer de l'eau de source, si besoin est.

A Pampeluue et ailleurs, l'autorité a fait fermer tous les puits, mais elle en garde le plan et les clefs pour s'en servir, en cas d'incendie.

## § 9. — *Le Climat.*

L'Espagne, située entre les lignes isothermes + 13 et + 20, entre les lignes isotères + 20 et + 25, entre les lignes isochimènes 6 et 15, comprend une grande partie de la zone tempérée et de la zone sous-tropicale. Mais, son climat est absolument modifié par la topographie du pays, dont le tiers est une sorte de noyau isolé, sans humus, sans arbres, sans eau, nourrissant à peine 5.000.000 d'habitants, depuis les Pyrénées cantabriques jusqu'à la Sierra Morena.

Une atmosphère tiède, égalisée par l'haleine humide des vents S.-O., donne au pays un climat tempéré, humide, pluvieux.

L'Espagne n'appartient au climat méditerranéen que par les Baléares, Murcie et Valence, provinces dans lesquelles l'air est chaud, sans pluie, l'hiver doux ; un peu plus haut, dans les bassins du Douro, du Tage, du Guadiana, d'après Reclus, l'hiver est froid, le vent du nord souffle après avoir passé sur les neiges des sierras ; l'été est brûlant, grâce au vent appelé Solano, qui traverse le détroit. Il y a, dans ces bassins, des revirements soudains de température.

Le bassin de l'Ebre présente une transition entre la température de la province de Murcie et celle des plateaux. On y emploie souvent du vin pour le mortier, car l'eau manque, le vent d'ouest, arrêté par les montagnes, n'apportant pas assez d'humidité, et les vents de Navarre, arrêtant les vents N.-O. Ceux du nord ne vont pas jusqu'à l'Aragon, aussi : est-ce un désert, et le climat y est-il très froid et très chaud.

L'Andalousie non plus n'a pas d'humidité. A Valence, on ménage l'eau, à l'aide de digues, qui permettent l'irrigation et, par suite, la fertilité des célèbres huertas.

La côte nord a des vents humides (N.-O.), une température moyenne, grâce à l'influence des vents marins, des pluies abondantes surtout aux changements de saison. Le pays est salubre, fertide, abonde en arbres fruitiers (pommes, cidre), en forêts.

Les Asturies, appelées Pays des torrents, ont un climat analogue à celui de la Grande-Bretagne, humide et salubre ; il y a beaucoup de brouillard, des pluies, apportées par le vent de mer (S.-O. et N.)

Il y a là une population dense, adonnée à la pêche, ou travaillant aux mines, mais émigrant volontiers.

La mer y est surtout redoutable à l'équinoxe d'automne.

Voici quelques indications sur la température de divers **points de l'Espagne :**

Zone sous-tropicale, entre 18 et 21° de température moyenne : Séville, Grenade, Cartagène, Almeria; hauteurs de la province de, Valence :

Zone chaude tempérée : 14 à 18° Grenade, Cadix, Huesca, Alava Navarre, Catalogne ;

Zône froide tempérée : 10 à 14°, Grenade, Estramadure, Galice, nord de Valence, Navarre, Aragon, Léon;

Zone froide : 4 à 8°, Grenade (hauteurs de 1.400 à 1.850 mètres), Aragon, Catalogne (1.000 mètres), Pyrénées (700 à 1.570 mètres), Galice (1.420 mètres);

Zone arctique : 0 à 3°, Sierra Nevada (800 à 2.400 mètres), Sierra Segrada, Guadarama, Sota, Pyrénées (de 1.570 à 2.000 m.), Monts Cantabres (1.420 à 2.000 mètres) ;

Zone polaire : 0°, Sierra Nevada (2.280 mètres), Pyrénées-Orientales et Centrales (2.000 mètres et au-dessus).

La sécheresse des plateaux de Castille est proverbiale, mais les vents humides de S.-O. leur donnent une température modérée. La moyenne est à Madrid de 14°,30.

Comme appendice à ce qui a trait au climat de l'Espagne, je pourrais donner une analyse d'un discours prononcé à l'Académie de médecine de Madrid (17 avril 1892) par le Dr Pacheco, président de la Société espagnole d'hygiène, sur « les causes de caractère hygiénique qui peuvent influer sur la faible densité de la population espagnole ».

C'est à la grande mortalité que l'éminent académicien attribue la faible population de l'Espagne. Cette population n'est que de 17.560.352 (recensement de 1887) et n'accuse qu'une augmentation de 7.155.753 sur le recensement de 1787, tandis que, d'après notre confrère Pulido (réponse au discours du Dr Pacheco), la population « virtuelle » de l'Espagne devrait être de 40 millions. C'est une densité de 34,81 habitants par kilomètre carré, celle de la France étant de 72, celle de l'Allemagne de 86, de l'Angleterre de 119, de la Belgique de 20, de la Serbie de 41.

D'après M. Pacheco la hauteur moyenne des terres d'Espagne (700 m., celle des terres de France étant de 393) explique la rudesse du climat à l'intérieur, la sécheresse de l'atmosphère, la pauvreté et l'uniformité des cultures, et de ces circonstances découlent le surmenage des organes thoraciques, leur peu de résistance, et l'accroissement de la mortalité. Comme remède, à l'exemple des auteurs que j'ai cités, le Dr Pacheco recommande le reboisement de l'Espagne.

## § 10. — *La Statistique.*

### I

On ne peut guère remonter au-delà du 8 mars 1801, pour trouver un décret royal ordonnant de réunir les chiffres relatifs au recensement de la population. Un décret du 9 février 1823 prescrit d'établir un registre civil où seront consignés les naissances, les mariages et les morts.

Le décret du 24 janvier 1841 prescrit la statistique et le mouvement de la population pour les communes ayant plus de 500 familles.

Le 10 mars 1860, il est ordonné une statistique sanitaire et médicale par les soins des curés qui transmettent les renseignements à l'alcalde, celui-ci au gouverneur et celui-ci au gouvernement central. Cette statistique mensuelle doit comprendre les hôpitaux et autres établissements. Le 30 août et le 30 novembre 1865, les décrets royaux en un mot joignent la publication dans la *Gazette officielle* et dans les Bulletins provinciaux de la statistique, plus les chiffres relatifs à la vaccination et aux cas de maladie.

Il faut arriver, après plusieurs décrets de peu d'importance, au décret de 1879, et à la circulaire du 28 juin, pour voir s'établir une statistique rationnelle, conformément aux décisions du Conseil royal de santé et de l'Académie de médecine.

Voici sur quelles données doit être faite la statistique :

*Mariages.* — Classification des époux suivant les âges : avant 20 ans, de 20 à 25 ans, etc., soit pour les hommes, soit pour les femmes.

Classification suivant l'état civil des époux.

Célibataires entre eux ou avec veufs ou veuves. — Veufs ou veuves entre eux ou avec célibataires, en indiquant la période écoulée entre la date du veuvage et celle du second, ou des autres mariages. Indication de la consanguinité, oncles avec nièces ou tantes, ou réciproques, mariages avec cousins ou parents d'un autre degré. — Profession des époux.

— *Natalité.* — Légitimité ou illégitimité des garçons et des filles.

— *Mortalité.* — Par âge. — Mort-nés, jusqu'à 5 mois à 3 ans (période de la première dentition), de 3 à 6 ans, de 6 à 13 ans (deuxième dentition), de 13 à 20 (puberté), de 20 à 25 (nubilité), de 25 à 40 (virilité, de 40 à 60 (virilité descendante), de 60 à 80 (vieillesse) de 80 et au-delà (décrépitude.)

Mortalité par maladies :

Par maladies infectieuses ainsi déterminées : variole, scarlatine, rougeole, angine et laryngite diphtériques, coqueluche, fièvre typhoïde, fièvre puerpérale, paludisme, dysenterie, syphilis, charbon. rage, maladies non contagieuses, maladies des divers appareils génito-urinaire, circulatoire, respiratoire, digestif, locomoteur, cérébro-spinal, etc. Autres maladies : distrophies constitutionnelles, maladies communes, mentales, cancers, alcoolisme, lèpre, pellagre, goitres, morts violentes, homicides, exécutions par autorité de justice.

La statistique doit aussi indiquer le nombre des malades morts sans avoir été soignés par un médecin.

Ces renseignements statistiques, sont publiés, par les soins de la Direction générale de bienfaisance et de santé, dans un recueil mensuel qui paraît depuis quelques années et qui contient, en outre, un état de la santé de chaque province, des renseignements météorologiques, la statistique des principales villes du globe, etc...

Ce n'est pas sans difficultés que se fait cette statistique, dont les éléments recueillis par les juges municipaux sur le registre civil, sont transmis à l'alcade, chaque semaine ; celui-ci en forme un état qu'il envoie au gouverneur de chaque province, qui, à son tour, envoie à la Direction générale, un relevé mensuel.

Les difficultés proviennent de la vérification des décès, mais, peu à peu, au moins pour les 70 villes les plus importantes d'Espagne, les prescriptions de la loi sont observées. Une circulaire du 7 février 1870 faisait déjà remarquer qu'il y a des fraudes sur les déclarations de naissance, en vue d'éviter le service militaire, que la nécessité de présenter les enfants à la mairie, et dans des conditions antihygiéniques, était un obstacle et une cause de viciation de la statistique. Il est même difficile d'obtenir de vérifier le registre municipal et paroissial, pour comparer ses chiffres avec ceux du juge. Néanmoins, on reconnaît que toutes ces causes d'erreurs ne montent pas à 1/10 des chiffres obtenus.

## II

Voici quelques chiffres sur la statistique de l'Espagne : La nuptialité de l'Espagne est légèrement inférieure à celle de la France, mais supérieure à celle de la Prusse. Sur 1.000 vivants il y a, en France, 200 couples, en Espagne 183, en Prusse 167, mais sur 1.000 habitants d'âge mariable (au-dessus de 15 ans), il y a en France 550 mariés, en Espagne 561, en Wurtemberg 438. Si l'on calcule les mariages qui se font chaque année chez des personnes au-dessus de 15 ans, l'Espagne dépasse la France ; elle a 13,04 mariages annuels par 1.000 habitants de l'âge indiqué plus haut ; la France n'en a que 12,9 ; la Prusse au contraire, en a 14, 13.

Si l'on recherche le nombre des mariages par état civil des mariés, on trouve que sur 1.000 mariages il y en a, entre célibataires, 141 en France, 780 en Espagne, 779 en Bavière ; entre veufs et filles 89, 116, et 141; entre garçons et veuves 36, 48, 64 ; entre veufs et veuves 34, 56 et 18.

Sur 1 000 mariés de chaque sexe, il y a, en 1res noces en France, 877 hommes et 930 femmes, en Espagne 828 et 895, en Bavière 841 et 918 ; en 2es et 3es noces, en France, 123 et 70, en Espagne 172 et 105, en Bavière 159 et 82.

Le nombre d'enfants par 1.000 habitants est, en France, de 258, en Espagne, de 367 et en Prusse, de 370. Par mariage, il y a en France 3 enfants, en Espagne 4,51, en Prusse 4,14.

Si on veut savoir combien il y a eu, dans deux années déterminées 1863 et 1869, de mariages et de naissances sur 1.000, on trouve pour la France 16 mariages et 26,9 naissances en 1863, et 16, 4 mariages et 25,7 naissances en 1869. En Espagne, en 1863, on trouve 15,3 mariages et 37,4 naissances, et en 1869, 17,8 et 37,7 ; en Prusse, en 1863, on trouve 17,3 mariages et 39,3 naissances, en 1869 seulement 16,2 mariages et 35,7 naissances.

Tandis qu'en France, chaque année, 1.000 femmes de 15 à 50 ans donnent 102 enfants, en Espagne, elles en donnent 141, en Prusse 150.

La mortalité d'après Bertillon (travail de 1870), est de 22,87 en France, de 29,58 en Espagne (de 42, d'après le Dr Pacheco).

Quant à la mortalité, par âge, elle a été trouvée, pour la France, de 0 à 1 an, de 156 pour 1.000 ; de 1 à 7 ans, de 34,65 ; de 5 à 15, de 7,23 ; de 60 et audessus, de 68,2.

En Espagne, elle est, de 0 à 1 an, de 226 ; de 1 à 5 ans de 67,8 ; de 5 à 15 de 8,2 ; au-dessus de 60, de 95.

On voit de combien la mortalité de 0 à 5 ans, en Espagne, dépasse celle de la France.

## §. *Les maladies-épidémiques.*

### I

Des épidémies de peste, de fièvre jaune ont régné en Espagne. Il y a eu, en 1789, une épidémie de suette en Biscaye, on signale une épidémie de fièvre typhoïde à Gibraltar en 1853. En fait de fièvres éruptives, la rougeole est fréquente, la scarlatine très rare. La scrofule règne dans les grandes villes, Madrid, Valence, surtout.

La tuberculose est fréquente à Madrid, Malaga, Cadix, Valence ; on a constaté des épidémies d'ergotisme en 922, 1180, 1230, 1590, 1656.

L'alcoolisme est rare, mais, en revanche, la dengue ou influenza, qui porte dans plusieurs provinces le nom de trancazo, s'est manifestée à Madrid en 1732, en 1836 ou 1890 à Cadix en 1784, 1788.

Une épidémie assez forte de diphtérie a débuté en 1557, et a duré un siècle. La fièvre intermittente a fait de grands ravages en Andalousie et en Estramadure.

Aux questionnaires que j'ai adressés à certaines villes d'Espagne, et dans lesquels je demandais des renseignements sur la mortalité de 1886 à 1890, par fièvre typhoïde, diphtérie, phtisie, j'ai reçu des réponses parmi lesquelles je choisis les suivantes :

Logrôno, 13.500 habitants, 121 en totalité pour ces trois affections.

Corogne, 37.291 hab. : typhoïde 122, diphtérie 93, phtisie 619.

Jérez, 61,708 hab. : typhoïde 66 ; diphtérie 312 ; phtisie (?)

Barcelone 272,481 hab. : typhoïde 2,005 diphtérie 701, phtisie 4,762.

Tarragone, 27,225 hab. : typhoïde 90, diphtérie 324, phtisie 308.

Alicante, 29, 638 hab. : typhoïde 47, diphtérie 701, phtisie (?)

Saragosse, 92,407 hab. : typhoïde 559, diphthérie 701, phtisie (?) maladies de l'appareil respiratoire 4.962.

Valence 142.000 hab. : typhoïde 351, diphtérie 886, phtisie (?)

La rougeole a donné 26 décès, la scarlatine 23, la coqueluche 72.

Alsa 1.500 hab. : typhoïde 0, dipthérie, 10, phtisie 10;

Almeria 36,200 hab. : typhoïde 72, diphtérie 383, phtisie 24 ;

Pampelune 26,657 hab. : typhoïde 135, dipthérie 35, phtisie (?)

Malaga, 134,616 hab. : typhoïde 375, diphtérie 695, phtisie (?)

En France on trouve la mortalité suivante : typhoïde 0,67, diphtérie 0,67, phtisie 3,77, cette dernière mortalité augmentant comme taux, suivant que les villes sont plus peuplées.

II

On s'est occupé, en Espagne surtout, au moment où éclataient les épidémies, de prendre des précautions afin d'empêcher leur extension et leurs ravages.

Un décret du 11 juillet 1866 donne sur ce point des instructions que nous pouvons résumer. Voici ce qui était recommandé :

On augmentera les commissions municipales, qui se tiendront en permanence et veilleront aux choses de l'hygiène, surtout en ce qui concerne les rues, les établissements publics, théâtres, écoles, cimetières. On fera des fumigations dans les maisons, on veillera à ce que celles-ci ne soient pas encombrées. La déclaration de tous les cas se fera par les médecins et les délégués; on cherchera à procurer aux malades, les secours religieux, sans cependant impressionner leur esprit ; on ne laissera aucun cadavre dans les maisons; ils seront transportés au cimetière dans des dépôts spéciaux.

L'assistance à domicile sera établie ou améliorée ; on augmentera le nombre des médecins de ce service.

Les Casas de Socorro seront créées, augmentées ou améliorées ;

on n'imposera pas aux médecins d'être de garde dans ces maisons; on cherchera à installer des hôpitaux spéciaux, on distribuera des instructions pratiques d'hygiène; on préparera des logements provisoires pour les personnes saines auxquelles on ferait quitter les maisons habitées par des malades.

## III

Pour le choléra de 1890, on a multiplié les instructions et les décrets. J'en dirai quelques mots, laissant de côté ce qui avait été fait en 1884, époque à laquelle régnait encore la pratique des cordons sanitaires, reconnue inutile et même nuisible.

J'ai donné ce qui a rapport aux quarantaines, lorsque j'ai parlé de la santé des ports et des lazarets. Je vais donc dire ce qui s'est fait, comme précautions, sur la terre ferme.

Dans un décret du 24 juin 1890, voici les règles qui sont indiquées :

Sitôt qu'un cas sera parvenu à la connaissance de l'alcalde, il en préviendra le gouverneur, on isolera la maison où le cas se sera produit, on procédera à la désinfection de tous les lieux d'aisance de la commune.

Après la mort des malades, on brûlera tout leur linge.

On installera hors ville des baraques en bois ou des tentes, pour les individus qui vivent chez eux dans de mauvaises conditions hygiéniques.

Toutes les maisons seront blanchies dans les vingt-quatre heures; on créera des commissions spéciales, on installera des hôpitaux. Les commissions et le gouverneur feront de fréquentes visites pour s'assurer que toutes les précautions sont prises. Pour se procurer des ressources, les députations provinciales et les ayuntamientos auront recours à tous les moyens légaux ; mais, dans les communes pauvres, les gouverneurs enverront des médecins, des remèdes, des désinfectants, de l'argent.

Si l'on recueille des souscriptions, on nommera une commission spéciale, dont feront partie les curés des paroisses.

Voici maintenant les dispositions prises par le décret du 12 août 1890 :

Dans les stations importantes de chemins de fer, là où les ressources de la ville le permettent, on établira, à une certaine distance, une maison munie d'une pharmacie, on y attachera un médecin. A l'arrivée des voyageurs en gare, on les examinera, avant de leur permettre de descendre ; on s'informera de leur lieu de départ.

Si les voyageurs malades ou suspects sont de la ville même, on les transportera, ou chez eux, ou à l'hôpital, sur un brancard et l'alcalde sera prévenu. Si l'individu examiné n'est pas de la ville, on le fera poursuivre son voyage, dans des wagons spéciaux.

Pour les villes où éclate le chloréra, il y aura des voitures spéciales pour le transport des malades à l'hôpital ; elles ne seront pas garnies de tapisseries ; elles contiendront un matelas de crin végétal, elles seront désinfectées après le transport du malade. On désinfectera avec soin les véhicules ordinaires, en l'absence de véhicule spécial. Le médecin inspecteur de la station passera chez tous les malades ; il prendra les indications fournies par le médecin traitant et les communiquera à la commission spécialement créée, pour que celle-ci prenne les mesures nécessaires. Les maîtres des maisons où des cas suspects éclateront devront en prévenir l'alcalde.

Dans les villes où viennent loger des moissonneurs, arrivant ou non de pays infectés, on les établira dans de vastes logements, on les y surveillera.

Dans les stations où toutes ces précautions ne pourront être observées, faute de ressources, il y aura au moins un médecin qui se chargera de prendre on de faire prendre les mesures les plus indispensables.

Dans les maisons dont il a été parlé plus haut, établies à certaine distance des stations, il y aura une étuve à désinfection pour le linge ; on le passera au soufre ou, s'il n'y en a pas, on le trempera dans de l'eau bouillante contenant du sel commun ou un centième de sublimé, sous la direction d'un pharmacien. Les frais de ces installations seront répartis entre l'Etat, la commune et la province.

Dans les villes mêmes on veillera à la désinfection du linge des malades, à la ventilation de la chambre, sur le sol de laquelle on projettera une solution d'acide phénique à 5 0/0, ou bien l'on placera des assiettes contenant du chlorure de chaux humide.

Ceux qui soigneront les malades auront soin de laver les taches produites par leurs déjections, à l'aide d'une solution de sublimé au deux-millième, ou d'acide phénique à 5 0/0.

Pour assainir le local où aura couché un malade, on fera brûler 20 grammes de soufre par m. c., dans la chambre que l'on fermera hermétiquement pendant vingt-quatre heures. Elle sera ensuite ouverte et aérée pendant vingt-quatre heures. Si l'on ne peut pratiquer ce soufrage, on lavera les planchers et parois avec une solution de chlorure de zinc à 5 0/0, ou de sublimé à 1 0/00, ou d'acide phénique à 5 0/0.

Les parois seront blanchies au lait de chaux, quatre heures après le lavage au sublimé.

Dans les lieux et les égouts, on versera [des solutions à 5 0/0 de chlorure de zinc, ou 10 0/0 de sulfate de cuivre, puis une solution de chlorure de chaux.

Le médecin surveillera ces désinfections que l'autorité imposera aux familles récalcitrantes. L'entrée des légumes, fruits, fleurs, provenant des localités infectées sera interdite, on fumiguera les wagons qui les auront transportés.

Voitures et wagons ayant transporté des malades seront fumigués avec du soufre, puis lavés avec une solution de sublimé ou de chlorure de zinc et ventilés pendant deux jours avant de servir à nouveau.

## IV

Je ne sais si toutes les mesures que je viens d'énumérer ont été prises. En Espagne comme ailleurs, du reste, il est difficile de faire tout son devoir, et de vaincre les résistances qu'engendre l'ignorance et que favorise l'indifférence.

Mais, je voudrais dire quelques mots de cette épidémie cholérique de 1890, ou plutôt présenter le jugement qu'en ont porté deux hommes distingués, tous deux étrangers à l'Espagne, mais y exerçant avec succès, depuis de longues années, MM. Bide et Hauser. C'est dans un rapport au gouvernement français que M. Bide a exposé ses idées sur le choléra de 1890. M. Hauser a exposé les siennes dans un article de la *Epoca*, paru en 1890, et dans une communication au Congrès d'hygiène de Londres, en août 1891. Il a bien voulu me les confirmer dans des entretiens que j'ai eus avec lui à Biarritz et à Madrid.

Dans son rapport, M. le Dr Bide a établi, après une étude minutieuse des lieux et des faits, que le choléra n'est pas né sur place, qu'une petite commune, Puebla de Rugat, dans laquelle on avait fait certain transport de terres provenant de cimetières, n'a pas été la première localité atteinte; que les personnes qui y sont mortes les premières, arrivaient en juin de Valence, où des cas de *choléra nostras* avaient pu être observés déjà en mai. Et M. Bide dit, dans le résumé officiel de son rapport : « Si les preuves officielles manquent pour démontrer l'importation directe, nous croyons néanmoins avoir établi, par les témoignages les plus dignes de foi, que le choléra a débuté dans une ville maritime, en rapport suivi avec l'Orient et la mer Rouge.

Valence qui avait eu, en 1885, pendant cent soixante-douze jours d'épidémie, 7.084 invasions et 4.919 décès, n'a eu, en 1890, en cent-quarante-deux jours, que 1.143 invasions et 665 décès. Il y a eu, pour le dire en passant, une mortalité légèrement moindre, au moins à Valence, puisque de 1885 à 1890, elle est descendue de 70 0/0 à 51 0/0.

## V

Les idées du Dr Hauser sur le choléra de 1890, sont opposées à celles de M. Bide.

Il compare le choléra de cette année à celui de 1885, dans lequel le mal avait pénétré par un port de mer. Le choléra de 1890, d'après M. Hauser, a débuté à Puebla de Rugat, et il n'a pas régné à Valence. C'est au remuement des terres dans ce village, que serait dû le retour de la maladie, et ce serait précisément dans les rues les plus éprouvées par le choléra de 1885, que le remuement des terres a eu lieu en 1890.

Il paraît même que pour désinfecter ces terres, l'autorité y aurait fait creuser des tranchées, dans lesquelles on aurait brûlé de grandes quantités de bois, et qu'à partir de ce moment, le choléra aurait diminué en nombre d'invasions et en sévérité des cas. Sous ce double rapport, le village de Puebla de Rugat a présenté 177 invasions et 104 morts, ce qui fait environ une mortalité de 7 0/0 sur la population totale et de 60 0/0 sur le nombre des cas observés.

Le village étant loin de la côte, au milieu des montagnes, n'étant relié avec Valence que par une route défectueuse, M. Hauser dit qu'il est difficile d'admettre que le choléra ait pu être introduit par Valence, et il est d'accord avec la Commission officielle du gouvernement espagnol, pour penser que le bacille du choléra a sommeillé dans la terre, depuis 1885. Si le savant directeur du laboratoire de l'hôpital de Saint-Jean-de-Dieu, ne l'a pas trouvé dans les terres, c'est que la désinfection dont nous avons parlé plus haut. l'a tué. M. Hauser croit aussi que la lenteur de la propagation du choléra, et le petit nombre des victimes qu'il a faites, s'expliquent par l'affaiblissement de virulence du bacille, du à son séjour dans la terre. M. Hauser s'appuie sur la théorie de Hueppe et Wied qui attribuent une grande virulence au bacille qui vit dans l'intestin de l'homme, c'est-à-dire, à l'abri de l'air, qui pensent que les produits de ce bacille sont plus toxiques, agissent plus rapidement, rendent la désinfection plus facile. Au contraire, le bacille qui vit à l'air vit plus longtemps, mais il perd quelque peu de virulence.

## VI

A la date du 3 février 1891, a paru un décret royal, nommant des inspecteurs dans les districts où avait régné le choléra; ces inspecteurs sont choisis parmi les médecins délégués des circonscriptions judiciaires atteintes par le fléau, et parmi les médecins qui se sont distingués dans l'épidémie précédente. Les premiers auront pour devoir de visiter, au moins une fois par mois, les localités atteintes, de les munir des désinfectants nécessaires, de faire un rapport sur les particularités importantes, qui sera adressé à l'autre catégorie d'inspecteurs, lesquels seront les inspecteurs d'une région plus étendue.

Ceux-ci, devront d'ailleurs remplir, dans cette région, le même rôle que les autres délégués dans leur circonscription restreinte, et communiquer directement avec le gouverneur de la province.

§ 12. — *La Prostitution.*

C'est sous le nom de « service de l'hygiène », qu'est installé, dans toute l'Espagne, le régime de surveillance de la prostitution qui incombe, soit aux provinces, soit aux villes.

Il y a des prostituées isolées, des prostituées en maison, comme en France, et soumises à un versement annuel pour frais de surveillance, qui varie entre 2 fr. 50 et 20 fr.; l'impôt demandé aux isolées étant inférieur à celui que paient celles des maisons.

Une carte spéciale, délivrée contre remboursement d'une somme variant dans les mêmes proportions, est donnée à toutes les femmes inscrites sur un registre de police. Celles qui quittent le métier sont rayées du registre.

Les visites faites aux maisons, par les médecins désignés à cet effet, sont mentionnées sur un registre spécial.

Les femmes isolées sont également forcées de se laisser visiter par des médecins spéciaux ; elles ont un livret et paient chaque visite.

Dans les maisons de prostitution, les maîtresses et les servantes qui n'ont pas dépassé l'âge de 45 ans, sont sujettes à toutes ces formalités.

L'autorité se montre paternelle à l'égard des femmes qui disent ne s'être livrées à la prostitution, que par ignorance ou par contrainte, et on leur facilite la rentrée dans la vie normale.

Dans chaque ville, des règlements spéciaux interdisent l'établissement de maisons de tolérance dans tel et tel quartier.

Toutes les infractions au règlement, toutes les inconvenances, vis-à-vis des personnes chargées de la surveillance des prostituées, sont sévèrement punies.

Les prostituées reconnues malades sont immédiatement envoyées à l'hôpital, où elles sont, comme on l'a déjà vu, séparées des autres patients.

Maintenant nous allons consacrer, au point de vue de notre mission, deux monographies aux villes de Madrid et Barcelone.

## MADRID

### § 1. — *Le climat de Madrid.*

Madrid est situé entre 40°,24 et 30° latitude Nord, à une hauteur de 655 mètres au-dessus de la Méditerranée.

Sa température varie entre les extrêmes + 42° et — 11°,2. Mais en général, les limites extrêmes sont — 4 ou 6 et + 40°. La température moyenne est de 13 à 14°. Il y tombe annuellement 382 millim. de pluie. L'année comprend environ 95 jours pluvieux, 123 clairs, 137 nuageux. La force d'évaporation est grande; l'atmosphère est sèche, le sol reste humide, le baromètre a une moyenne de 707.

Il y a trois mois de chaleur d'été, quatre mois et demi de printemps et d'automne, quatre mois et demi d'hiver. Ce n'est pas tout à fait le proverbe : trois mois d'hiver, neuf mois d'enfer.

Le climat était plus sain autrefois; Charles-Quint s'y est, dit-on guéri des fièvres. Gonzalez Fernando, qui vivait au xv<sup>e</sup> siècle, disait que le climat de Madrid était très renommé à cette époque aussi, l'eau était à la surface et rendait la culture facile, Madrid était couvert de jardins. Mais depuis, on a abattu beaucoup d'arbres. En hiver règne le vent du nord, si subtil, dit-on, qu'il n'éteint pas une chandelle et tue un homme; au printemps, les vents O. et S., en été le S. Si l'hiver est dur, c'est que Madrid n'est pas protégé contre le vent du nord qui a traversé les Cordillères capatanes neigeuses. En été l'absence d'arbres favorise la chaleur et la sécheresse.

### § 2. — *Etat de l'hygiène à Madrid.*

I

En septembre 1888, M. Moret, étant ministre de l'Intérieur, frappé de la haute mortalité de la ville de Madrid, qui, à cette époque, était de 41,20 pour 1000 (chiffre calculé sur les six années antérieures), édicta certaines mesures sur l'avis du Conseil royal de santé. Voici ce qui était demandé par le Conseil à la municipalité de Madrid.

Cet exposé des *desiderata* pourra donner l'état pour ainsi dire officiel de la salubrité de la ville de Madrid à l'époque où il fut dressé (septembre 1888) ; il n'a guère été modifié depuis, bien que quelques-unes des questions visées soient à l'étude :

Etudier un système d'arrosage de la voie publique et du nettoiement des canaux souterrains, signaler les moyens pratiques d'isoler les canaux des maisons et de la voie publique, d'achever la canalisation souterraine, afin que aucun écoulement d'égout à ciel découvert n'existe plus dans la capitale ; présenter un plan général de canalisation tel que les matières soient désinfectées, séparées de la partie liquide et utilisées pour l'amendement des champs.

L'ayuntamiento était invité à proposer l'établissement d'appareils de désinfection pour les vêtements d'individus atteints de maladies contagieuses. pour la suppression des lavoirs qui salissent les eaux du Manzanarès et pour l'établissement de lavoirs privés dans lesquels le linge des clients serait désinfecté suivant les règles de l'hygiène. L'ayuntamiento devait aussi préparer la construction d'un nouvel abattoir qui permît aux vétérinaires de procéder à l'inspection du bétail avec plus de facilité que n'en donne l'abattoir actuel.

Le ministre recommandait en outre, soit au gouverneur, soit à la Commission provinciale de santé de Madrid, la construction de nouveaux hôpitaux, y compris des hôpitaux d'isolement pour la variole et la phtisie, la plantation d'arbres dans Madrid et autour, l'indication du tracé de nouveaux quartiers, la fermeture de cimetières déjà trop encombrés, et l'ouverture de nouveaux champs de repos ; l'établissement d'officines pour secours immédiats médicaux ou de bienfaisance, qu'il ne faudra pas confondre avec les maisons de secours (casas de socorro) déjà existantes, la proposition des moyens de s'assurer de la salubrité de la capitale, d'empêcher le développement des maladies contagieuses et les falsifications des aliments vendus au public (proposition de loi, introduction de punitions sévères dans le code pénal, etc...,) l'examen des moyens de combattre les habitudes nocturnes des madrilènes par la fermeture plus prompte des théâtres et autres lieux d'amusement public.

Déjà huit ans auparavant, l'ayuntamiento avait prescrit pour être obéies dans le délai d'un an, les règles suivantes : établissement de canaux de chute communiquant avec l'égout principal de la rue, ou avec la fosse fixe par un siphon ; les cafés, théâtres, cercles, hôtels, etc., devront avoir cette amélioration avant six mois, et ce délai sera de deux ans, pour les lieux publics, bains, lavoirs; un tuyau de ventilation devra exister dans toute construction privée ou publique. Le règlement prescrivait aussi une provision d'eau pour faire une chasse suffisante, excepté dans les maisons où n'arrive pas l'eau de Lozoya ; les conduits verticaux seront en plomb, ceux horizontaux, en plomb ou grès; aucun tuyau ne sera enfoncé dans le mur. Une fois la réforme faite dans une maison, elle sera vérifiée par la commission de santé, et après examen favorable, elle devra porter une plaque sur laquelle on inscrira « maison approuvée par la Commission de santé ». Dans les cafés, théâtres, établissements publics, la chasse d'eau devra être produite par la fermeture de la porte des cabinets après qu'on les aura quittés. Les propriétaires des maisons, ou d'édifices, devront soumettre les plans de leur projet de réforme en double expédition à la commission sanitaire. Le règlement indiquait aussi des pénalités ou même la fermeture de l'édifice dans les cas de non-exécution des mesures prescrites. D'ailleurs, un délégué de la Commission était chargé de veiller au bon entretien de l'état sanitaire des édifices. Il restait entendu que l'exécution des mesures prescrites serait obligatoire pour toute construction nouvelle, et nécessaire pour que cette construction pût être mise en location.

## II

Les mesures que nous venons de mentionner ne furent guère observées, et le décret Moret de septembre 1888 était destiné à réveiller l'esprit de réforme et de progrès au sein des corps électifs de la capitale.

Le journal la *Lancet*, publia alors un article sur la salubrité de Madrid, qui fit une profonde sensation en Espagne. Je lui emprunte certains renseignements qui achèvent de peindre le véritable état hygiénique de la capitale espagnole.

Tout d'abord le chiffre élevé de la mortalité de Madrid paraît expliqué, pour le journal anglais, par ce fait que, comme je l'ai dit, les Madrilènes et, en général les Espagnols, dissimulent les naissances des garçons, afin de leur épargner le service militaire, tandis qu'ils accusent le chiffre réel des morts, parce que la déclaration de décès est indispensable pour que l'inhumation ait lieu.

Pour en revenir à la salubrité de Madrid, elle devrait être bien plus grande, si la cause de la salubrité des villes tenait à l'installation d'un système d'égouts, car Madrid a d'excellentes eaux en abondance, et les fosses fixes y sont interdites. Les maisons reçoivent directement leurs eaux des canaux d'amenée, et les résidus des ménages sont rapidement enlevés. Les rues sont parcourues, la nuit, par de grandes charrettes et, prévenues par une cloche, les servantes apportent sur ces véhicules les détritus du ménage que l'on va ensuite jeter au loin.

L'eau vient des belles sources de Lozoya à environ 45 kil. de Madrid, et, comme une partie de la conduite est à découvert, on avait posté, lors du choléra, 300 soldats en permanence pour empêcher le public d'approcher de ces canaux.

Ce qui fait l'insalubrité de Madrid, c'est l'imperfection du système de drainage. Les égouts sont construits en matériaux poreux et le sol en est plat, ce qui nuit à l'écoulement malgré une pente suffisante; de plus, les canaux sont très hauts et très larges, c'est-à-dire d'un calibre qui permet l'accumulation des gaz et exige des quantités considérables d'eau pour le lavage. En outre, la communication directe avec la rue facilite l'entrée de l'eau de la voie publique, et aussi, des matériaux que l'on jette par les regards.

Il faut ajouter le manque de siphon entre les maisons et l'égout, et le défaut de ventilation de l'égout.

Le journal *the Lancet*, proposait la fermeture des puits qui fournissent l'eau dans les quartiers excentriques, l'organisation d'un corps d'ouvriers experts dans la construction des canalisations des maisons.

Actuellement disait la *Lancet*, les égouts aboutissent à des fossés sans pentes situés à peu de distance de Madrid, ville placée dans une vaste et aride plaine, que l'on pourrait rendre fertile par l'arrosement à l'aide des eaux d'égouts.

Le journaliste anglais n'espérait pas cependant, des mesures qu'il proposait, un résultat très marqué, vu les conditions particulières du climat de Madrid qui, avec ses extrêmes de chaleur et de froid, occasionne beaucoup de sérieuses maladies.

Cette cause d'insalubrité, les médecins espagnols la reconnaissent eux-mêmes. Et, en effet, si l'on consulte les registres météorologiques d'une décade (1875 à 1885), on y trouve une température maxima de + 43°,7 et une minima de — 9°, et fréquemment on voit à Madrid le thermomètre présenter dans la même journée un écart de 15° (1).

## § 3. — *L'Assistance à Madrid.*

I

L'histoire de l'Assistance à Madrid devrait, pour être complète,

(1) Dans une conférence donnée en mars 1892, devant les membres du centre exécutif ouvrier, M. Mariano Belmàs, architecte et ingénieur, a montré, d'après la statistique de 1891, que Madrid pouvait épargner chaque année 7,000 morts et empêcher 140,000 cas de maladies ; il a proposé comme remède l'organisation d'une « commission d'hygiénisation », qui, en l'absence de l'action insuffisante de l'Etat et de la municipalité, réaliserait les quatre réformes suivantes : 1° Construction d'un grand collecteur ; 2° empêchement opposé à la rétention des eaux en tous genres dans les maisons ou édifices ; 3° établissement d'un service d'extinction de foyers d'épidémie; 4° reboisement des environs de Madrid.

comprendre une foule de détails et de dates, car depuis 1438, époque à laquelle l'hôpital de Buen Suceso fut fondé en vue d'une épidémie, jusqu'à nos jours, un très grand nombre d'hôpitaux furent créés, puis disparurent.

Je me bornerai donc à quelques indications propres à donner une idée des ressources mises à la disposition de la charité publique, ou plutôt des moyens de l'exercer.

Le recours à la charité dans les rues fut interdit en 1531, sous peine de la prison, mais on exceptait de cette défense les moines, les voyageurs et les ordres mendiants. Parmi les mendiants qu'on recueillait dans les rues, il y avait un grand nombre d'enfants. On fonda pour eux, au commencement du XVIe siècle, le Collège des enfants de la Doctrine ou Saint-Ildefonse; les documents de 1543 disent qu'il s'y trouvait, à cette époque, 40 enfants qu'on instruisait et à qui on enseignait un métier. L'ayuntamiento s'occupa de cet établissement.

Une maison pour femmes en couches fut créée en 1546 (La Inclusa).

Pour les voyageurs, on fonda un hôpital des *Peregrinos*, en 1559. L'hôpital de l'Amour de Dieu, origine de l'hôpital général actuel, date de 1552.

Pour 12 prêtres, don Juan d'Autriche établit l'hôpital de la Miséricorde (1559).

Pour les femmes, auxquelles on donna d'abord 40 lits, puis 200, on établit l'hôpital de la Sagrada Pasion. Pour les orphelins, Philippe II crée en 1580, le collège des enfants orphelins sous l'invocation de Notre-Dame-de-Lorette.

En 1598, paraît une Société pour le secours des pauvres honteux, qui comprend 12 prêtres et 72 laïques.

J'ai raconté, dans la première partie de ce rapport, la fondation, en 1598, de l'Albergo de Lorenzo (auberge ou hôtellerie de Saint-Laurent) pour les personnes qui sont sans domicile, et j'ai dit avec quels soins touchants on traitait les malades, soit à domicile, soit à l'hôpital même.

Les femmes repenties sont recueillies en 1587, et le roi donne en 1637 de l'argent pour élever une maison à elles destinées (casa de arepentidas).

Un petit hôpital est créé, en 1594, pour douze pauvres honteux La peste fait élever en 1597, l'hôpital de Saint-Antoine, où sont aujourd'hui les frères enseignants (escolapios de San-Antonio).

Pour les Portugais, en 1606, on crée une maison (hôpital Saint-Anton. de los Portuguès) qui, restée sans emploi à la séparation du Portugal, est donnée par Marie d'Autriche aux voyageurs allemands.

Un hôpital est créé en 1606 pour les Flamands. En 1629, c'est le tour des Irlandais, en faveur desquels un de leurs compatriotes fonde l'hôpital San-Patricio.

En 1664, se crée un hôpital de convalescents pour les malades sortant de l'hôpital Anton. Martin: une statistique de 1655 constate qu'à cette époque, il y en avait 771.

En 1696, sous le nom de Monte de Piedad de San Ginès, s'organise une congrégation qui donne des remèdes et des soins médicaux, ainsi que des secours mensuels aux pauvres de la paroisse. On exceptait soigneusement de ces secours, les maladies chroniques (rhumatisme, goutte, hydropisie, phtisie).

Je trouve sur mon chemin, en 1756, une réforme des ordonnances de la paroisse de San-Ginès, un rapport des visiteurs constatant la disparition des fonds de la congrégation, vérifiée à la mort d'un trésorier « à qui on n'avait jamais demandé de comptes »!

Le 6 octobre 1768, paraît une ordonnance (cedula) du roi, qui divise Madrid en 4 sections, avec autant d'alcaldes de quartier, et demande que l'on recherche ceux qui ont le mal de Saint-Lazare, la teigne, le feu Saint-Antoine, et ne peuvent se soigner chez eux. On les mettra dans un hôpital, et on leur interdira de mendier.

En 1778, on organise la charité, on donne des instructions pour secourir les malades pauvres, on établit des « députés de charité » élus par les habitants (vecinos).

Cette réunion de députés (Junta général de Caridad), avait à Madrid, au commencement du siècle, des écoles, des fabriques de rubans, de passementerie, pour garçons et filles, etc.

## II

Un décret du 26 mars 1834 met les établissements de charité du royaume sous la direction des délégués du ministre du Fomento; c'est le signal de la résurrection de la bienfaisance, dit un auteur qui s'est occupé de la question. On ordonne à ces délégués nommés dans toutes les provinces, de veiller aux abus, de présider les commissions provinciales, de ne pas choisir les membres de ces commissions parmi les nobles et le clergé, mais « parmi ceux qui sont versés dans les sciences économiques et qui sont zélés pour le bien ».

C'est d'ailleurs l'époque de l'invasion du choléra, et alors éclate une grande ardeur pour la charité. Les victimes du fléau étant nombreuses, un décret de 1834 ordonne de recueillir les orphelins de 12 à 17 ans dans la Inclusa, ceux de 7 à 14 ans dans la maison de Bienfaisance.

On crée aussi, pour les enfants au-delà de cet âge, une maison de travail que l'on installe au couvent des Bernardines.

En 1834, l'assistance domiciliaire est reprise et, en 1837, la Commission municipale demande aux médecins de prêter gratuitement leurs services. En 1844, on ajoute aux fonctions des médecins celle d'examiner les enfants à leur entrée dans les écoles gratuites.

1857 est la date de fondation de l'hôpital de la Princesse.

Le 28 novembre 1858, on réorganise les casas de socorro de Madrid qui,jusque-là,avaient 19 médecins et 19 chirurgiens avec 1 réal (0 fr. 25) à 4 par jour. On crée 53 places de médecins et chirurgiens payés 2.000 fr. par an, et on ajoute 40 médecins et chirurgiens suppléants.

Actuellement, avec les deux asiles de San Bernardino et le dépôt de mendicité, le service coûte 651.000 francs.

Avant la création des « casas de socorro » on conduisait les malades et blessés chez des barbiers inhabiles (barberos) ou aux hôpitaux situés plus loin, et il n'y avait la nuit aucun secours.

Chaque casa avait 2 médecins, elle en a aujourd'hui 3. En janvier 1864, on décide de donner 2.500 francs pour subvention à chacune des cinq casas; en 1864, un décret attache trois médecins spécialistes (yeux, syphilis), à l'ensemble de ces maisons. En août 1876, on crée trois autres maisons. Dès le 12 septembre 1880, chaque casa a 16 médecins.

## III

C'est dans le règlement de 1875, que l'on trouve tout ce qui a rapport à l'assistance, et surtout à l'assistance médicale à Madrid.

Le chapitre I détermine le but de la bienfaisance municipale; le chapitre II vise l'installation des casas de socorro ; j'ai suffisamment indiqué leur installation dans la première partie.

Le chapitre III parle de l'assistance à donner aux pauvres, aux femmes en couches, des nourrices à procurer aux enfants sans mère, ou dont les mères sont incapables de les nourrir, de la vaccination et de la revaccination. Il est question des secours en argent à distribuer aux ouvriers sans travail.

Le chapitre IV traite des secours passagers, du transport des malades à l'hôpital, des secours en temps d'épidémie.

Le chapitre V parle de la vaccination faite aux casas; le président de ces maisons doit donner avis des jours de l'opération.

Le chapitre VI s'occupe des enfants perdus, que l'on recueille et que l'on conduit aux maisons ou établissements désignés par la Commission de bienfaisance.

Le chapitre VII traite de l'hygiène des marchés, des produits alimentaires, des abattoirs, de la désinfection des égouts, de l'assainissement des maisons garnies, de l'examen des maisons qui se construisent.

Au chapitre VIII, on trouve que l'ayuntamiento doit désigner une Commission spéciale, qui déléguera ses membres à la présidence des Commissions de district et des casas de socorro.

Le chapitre IX parle de la composition et des attributions des Commissions de district; elles doivent tenir note, sur un registre, de toutes les personnes secourues, des femmes enceintes, payer le loyer des malades, acheter des appareils orthopédiques, donner des secours aux voyageurs, aux accouchées (pendant huit jours), aux valides pauvres (six jours), des secours définitifs aux veuves sans travail, aux malheureux chargés de famille qui gagnent moins de 2 francs; mais elles refusent toute aide médicale aux servantes en chômage, aux individus atteints de maladies chroniques, aux étrangers à Madrid, aux institutrices, aux filles enceintes.

Le chapitre X parle du corps médical employé, soit à l'assistance domiciliaire, soit aux casas de socorro.

Un règlement spécial vise les attributions de ces maisons.

Elles doivent donner les premiers secours; les médecins qui y sont attachés font les visites à domicile; en cas d'épidémie, elles prêtent les brancards pour le transport des patients, ont un registre des nourrices inscrites; elles admettent le dépôt de vêtements à donner aux pauvres. Chaque maison de secours de Madrid a une salle pour les blessés, une infirmerie spéciale, une salle de consultation, un cabinet médical, une salle d'attente, une salle de réunion des médecins, une salle d'archives, une cuisine servant aussi de magasin, le logement des employés.

## § 4. — *Les hôpitaux de Madrid.*

Le plus grand hôpital de Madrid est l'hôpital général Provincial, situé calle Isabel, et qui a été successivement agrandi. Au moment où je l'ai visité, on y construisait un grand amphithéâtre d'autopsie. A ce moment-là, aussi, l'hôpital était en grande rumeur; le clergé de la paroisse, accompagné d'une partie du personnel médical et de personnes pieuses, parcourait les salles, magnifiquement ornées par les soins des sœurs, aidées des convalescents, et venait apporter la communion à ceux qui n'avaient pas communié à Pâques.

L'hôpital a été fondé en 1552, par Anton Martin, pour les incurables, hommes et femmes. En 1587, on créa l'hôpital de l'Incarnation (Encarnacion y San-Roques), avec 48 malades, et on l'appela Hôpital général d'hommes; on y réunit l'hôpital de la Passion, qui était un hôpital de femmes. Plus tard, sur l'emplacement actuel de l'Hôpital général, s'éleva un établissement de ce nom (1603). Vers 1756, on tenta de reconstruire l'édifice, mais, pendant plus de cent ans, on se borna à ajouter des annexes successives.

L'hôpital édifié en 1848, sur l'emplacement où il est, a 1.296 lits, 624 pour hommes, répartis en 20 salles, 672 pour femmes, répartis en 18 salles.

Actuellement (février 1892), il est plus qu'au complet. On peut évaluer le nombre de ses malades à 1.400, à cause des brancards. Il est général, car il reçoit des malades de toute l'Espagne, et il est provincial, car il est soutenu par les deniers de la province de Madrid et dépend de la Deputation provinciale. (Conseil général).

Il y a 32 médecins et chirurgiens, dont les principaux sont : MM. José Aguinaga, J. Ezquerdo, Perez Obon, Pascual Candelas, Antonio Espina, Francisco Huertas, Enrique Isla, Perez Valdès, Enrique Capdevila, Victor Crion, Léopoldo Ramonede, Ortiz de la Torre.

Il y a 13 chefs de cliniques et 2 pharmaciens ; on y fait des consultations de tous genres, avec fournitures de remèdes.

L'hôpital San-Juan-de-Dioz (Atocha 60) a été fondé au XVIe siècle, comme je l'ai dit, par Anton Martin (en même temps que l'Hôpital général). Il reçoit les malades de la peau et les syphilitiques. Il a pour médecins : MM. Olavide, Baubin, Cerezo, Castelo, Romero, Azua.

L'hôpital Provincial appartient à la Députation.

L'hôpital de la Princesse appartient à l'Etat. Il a été élevé par souscription nationale, en 1857, pour 360 lits, destinés aux maladies aiguës. Il est situé au nord-ouest de Madrid, sur un terrain élevé et nu ; il a l'aspect moderne et ressemble à notre hôpital de Lariboisière. Il comprend 18 pavillons.

Il est administré par une Commission et dirigé par un administrateur, qui est lui-même un ancien médecin. Le service médical est fait par des médecins et chirurgiens de grande autorité, parmi lesquels je citerai : MM. Cospedal Tomé (gynécologie), R. Ezquerra, Fernandez Gomez, Mariani, Salazar, médecins ; Egea, Isturiz, Federico Rubio, chirurgiens. Celui-ci a dans l'hôpital un Institut de thérapeutique chirurgicale parfaitement organisé et très suivi.

L'admission se fait sur un certificat de l'alcalde du quartier ou du médecin de la maison de secours du district, pièce qui constate l'indigence du malade, ou bien sur un certificat (cedula) du maire de la commune qu'habite le malade. Mais s'il y a une erreur dans l'admission, on ne renvoie le patient que lorsqu'il a été guéri.

Un autre hôpital, celui de l'Enfant-Jésus (Niño Jésus), a été fondé en 1875, par l'Association nationale pour la fondation et le soutien des hôpitaux d'enfants (Duchesse de Santona, présidente). Il est patronné par la princesse des Asturies, et s'est longtemps soutenu par des fêtes et loteries ; mais ensuite, l'Association ne pouvant plus maintenir un aussi grand établissement, l'a cédé à l'Etat. Il a pour directeur l'éminent chirurgien Ribera, qui y fait aussi des opérations, tout en n'ayant pas de service à lui, et qui, en outre, professe la clinique chirurgicale à l'hôpital San-Carlos.

Lorsque l'hôpital sera achevé, il aura 16 salles, 1 pavillon d isolement, 500 lits.

Les enfants y sont admis à l'âge de 8 à 12 ans. On les conduit aussi aux consultations gratuites, au nombre de 100 par jour environ.

Dans la seule statistique que je possède, je trouve en sept ans (de 1877 à 1883) qu'on a admis à l'hôpital de Niño Jesus 3.583 enfants, sur lesquels 653 sont morts, soit une mortalité de 18,3 p. 100.

L'hôpital San-Carlos (Atocha 106), auquel je faisais allusion tout à l'heure, est annexé à l'hôpital Provincial. C'est là que se donne l'enseignement clinique de la Faculté de médecine, mais les salles sont bien obscures et les lits bien peu nombreux (120 à 140) pour un enseignement aussi important, qui comprend cinq cliniques, deux médicales (1er et 2e cours), par MM. Abdon Sanchez Herrero et Amalio Gimenez; deux cliniques (1er et 2e cours), par MM. José Ribera et Alexandro San-Martin; une clinique obstétricale, par le Dr Busto. Ces professeurs alternent, c'est-à-dire qu'après la pathologie interne le même professeur fait la clinique médicale 1re année, et l'année suivante il a les mêmes élèves pour les deux mêmes cours de pathologie et de clinique internes.

L'hôpital San-Carlos occupe l'emplacement de l'hôpital de la Passion, autrefois englobé dans l'Hôpital général (1587) et qui fut cédé par Ferdinand VII pour édifier le Colegio San-Carlos, devenu Faculté de médecine. Après cette cession, les femmes furent transportées à l'Hôpital général.

L'hôpital a journellement des consultations, faites par des médecins spéciaux en outre des professeurs de clinique (1).

Les deux hôpitaux d'incurables sont :

1° Nuestra Senora del Carmen (hommes), fondé en 1857, par le gouverneur de Madrid, D. Melchior Ordonez y Viana. 248 lits. Le médecin en chef est M. Ignacio Gato y Belaer ; l'auxiliaire, M. Fréderico Lheget.

2° L'hôpital de Jesus-Nazareno (femmes), fondé en 1803, par la comtesse veuve de Lerena, sous la protection de Charles IV. 224 lits. Les médecins sont : MM. E. Navarrès, Mariano Duran, Ramon Esquerra.

Parmi les fondations hospitalières privées, il faut signaler l'Institut Encina, mis sous l'invocation de Notre-Dame-du-Rosaire, et

(1) Une mesure prise en mars dernier par la Députation provinciale diminue considérablement le nombre des malades du service de la clinique. Il y a eu de la part des élèves de la Faculté une menace de grève.

situé dans le quartier de Salamanque. Il a 130 lits. La superficie est de 5.590 m. c. Il reçoit 15 élèves choisis, qui suivent les cours cliniques de l'Institut et passent, à la fin de l'année scolaire, un examen qui leur vaut un diplôme avec 500 francs.

En 1890, on a annexé à l'hôpital provincial pour les besoins de l'épidémie de variole, un petit hôpital, celui de Sainte-Amélie, il contient à peine 100 lits

II

En somme et c'est l'avis de tous les hommes compétents, Madrid n'a pas le tiers des hôpitaux qui lui sont nécessaires. On l'a bien vu, lors de l'épidémie de variole, qui règna dans la capitale de l'Espagne, il y a deux ans. Il fallut mettre des malades au Palais des Beaux-Arts, à la manufacture de tabacs, à l'école vétérinaire, dans une caserne. A chaque épidémie, on se plaint bien haut de cette insuffisance, et l'on étudie les moyens d'y remédier ; mais l'épidémie passée on n'y songe plus. Et cependant, la députation provinciale et l'Ayuntamiento, comptent des esprits distingués et amis du progrès.

Ce qu'il faudrait à Madrid, écrivait M. Al. Rubio, dans le *Liberal* du 23 décembre 1891, ce seraient quatre hôpitaux de 500 lits chacun, plus deux hôpitaux pour maladies contagieuses de 300 et 400 lits, et il critiquait l'encombrement de l'hôpital provincial qui, au temps de la variole, a abrité jusqu'à 800 malades. Aussi, y mettait-on des lits supplémentaires, formant un troisième rang et entassait-on dans les salles les femmes en couches et les vieillards, les pneumoniques et les typhiques.

La Société espagnole d'hygiène a, comme je l'ai déjà dit, consacré une série de séances à l'étude de l'hospitalisation en général.

Dans une de ses séances (avril 1889), la députation provinciale avait, sur l'initiative d'un de ses membres les plus zélés et les plus compétents, le Dr Pulido, décidé la construction de six hôpitaux barraques sur des terrains contigus à l'hôpital général, mais la commission générale de santé a fait opposition à cette construction qui était alors urgente.

On est en train de construire près de la place des Taureaux, un nouvel hôpital provincial de San Juan de Dioz, d'après le système Tollet ; il sera à pavillons séparés et pourra contenir 500 à 600 lits. L'ancien Provincial pourra laisser ses salles à l'Hôpital général pour servir aux individus atteints de maladies contagieuses.

Un projet de loi adopté par le Sénat en novembre 1891 a décidé l'installation d'un hôpital clinique pour l'enseignement qui sera séparé de l'hôpital provincial par une rue.

On choisira des malades de cet hôpital pour l'instruction des élèves. Mais les journaux de médecine de Madrid regrettent que cette installation ne se fasse pas à l'hôpital de Niño Jésus, mieux aménagé pour cela. D'autres projets sont à l'étude, entre autres celui d'un hôpital de gynécologie, pouvant contenir une soixantaine de lits, et pour lequel on èmploiera un legs spécial de 2.125.000. M. Grase, architecte, étudie un hôpital pour maladies épidémiques de 500 à 600 lits.

Le plus bel hôpital de Madrid est l'hôpital militaire fait pour 500 lits, et à propos duquel vient de paraître un intéressant travail de Manuel Caño.

III

Voici une statistique déjà vieille, car elle roule sur l'exercice 1880-81, mais c'est la seule que j'aie pu me procurer. Elle donne au moins une idée de ce que coûtait il y a dix ans, l'entretien des hôpitaux de Madrid et du nombre de malades qui y étaient soignés.

Hôpital de femmes incurables : 220 ayant coûté 95.721 fr., soit 435 fr. pour chacun. Hôpital d'incurables hommes : 272 ayant coûté 117.276 fr. soit 431 fr. chaque.

Hôpital de la Princesse : 200 malades ayant coûté 106.138 fr. soit 530 fr. chaque.

Hôpital général : 15.126 malades qui y ont passé, ont coûté 831. 914 fr. 51, soit 55 fr. chaque (on ne dit pas le nombre de journées de maladie pour chacun).

Hôpital Saint-Juan de Dioz : 2.844 malades, ayant coûté 268. 302 fr. soit 94 fr. pour chaque.

L'assistance domiciliaire est estimée pour chacun des individus secourus dans cette période à 11 fr.

Voici encore quelques détails statistiques pour 1891 :

L'hôpital de la Princesse avait en avril 213 malades, il y en est entré en mai 133. Il avait, en juillet 148 malades, il en est entré en août 83 hommes, 64 femmes ; il en est sorti guéris 126 et 21 sont morts.

L'hôpital San-Francisco (particulier) avait en avril 35 malades, il en est entré en mai 33.

L'hôpital militaire avait en avril 552 malades, il en est entré en mai 540.

L'hôpital des Presbyteros a en moyenne 54 malades.

A l'hôpital Provincial, l'existence du mois précédent était en mai de 1.247 malades, il est entré ce mois-là 593 hommes et 597 femmes.

En août, l'existence du mois antérieur était de 1.615, il est entré ce mois-là 573 hommes et 233 femmes, il en est sorti 791 guéris, il y a eu 2 morts.

Voici un aperçu de la population des asiles : le premier asile de San-Bernardino (municipal), avait en juillet 1891, 346 hommes, 18 femmes, il a reçu en août 15 hommes et femmes. Les sorties volontaires ont été de 13, les décès de 3.

L'asile Nuestra Señora de Mercédès (provincial) avait, en mai, 777 pensionnaires. En février, il avait 772 pensionnaires, il en est entré, en mars, 30.

L Hospice qui reçoit les vieillards et les enfants (hospicio), est un établissement provincial. Il avait, en janvier, 1.454 pensionnaires ; en novembre 1891, il en avait 1290.

## IV

J'ai quelques mots à dire des institutions de bienfaisance et d'instruction que la colonie française a fondées à Madrid. La création en est due à M. Ferdinand de Lesseps qui, en 1848, était ministre de France en Espagne.

L'œuvre se divise en trois sections, et voici sa situation telle qu'elle résulte du compte rendu présenté à l'assemblée générale du 29 mars 1891.

La section de bienfaisance, qui comprend le secours à domicile, se chiffrait en recettes par 4.357 fr. 25 de cotisations, 610 fr. 70 de recettes diverses, 3.280,05 d'intérêts des fonds, soit un total de 8.248 fr. et les dépenses ont été de 9.165 fr. 33, soit de 917 fr. 36, supérieures aux recettes, et il a fallu couvrir le déficit, à l'aide des fonds de réserve.

La section des secours mutuels a recueilli 5.476 fr. en 1890, et a dépensé 4.123 fr. soit un excédent de recettes de 1.333 fr. ; outre les secours à domicile, la section paie le séjour des membres malades à l'hôpital (143 fr. en 1890).

La troisième section est celle de l'école. J'ai dit ailleurs ce qu'était cette école. Ses ressources ont diminué sensiblement en 1890, relativement à celles de 1889, parce que les épidémies d'influenza et de variole ont entravé la fréquentation scolaire (64 élèves, en janvier 1890 et 111 en décembre).

L'école est payante, mais la section donne des bourses à des enfants de familles méritantes.

L'hôpital français de Madrid, nouvellement construit (1880) dans un quartier excentrique bien aéré, est très bien aménagé. Il peut contenir une trentaine de malades. Son administration et ses ressources sont indépendantes de celles de la Société de bienfaisance française. Il y a de longues années, qu'un legs d'un Français généreux (Henri Savreul (1663), avait attribué à l'hôpital, la propriété de quatorze maisons ; mais, mal administré, ce patrimoine, employé en grande partie à la construction d'une église française de Saint-Louis, dont la nécessité ne se faisait pas sentir, a laissé aux mains de l'administration de l'hôpital, quatre maisons seulement. Une école de filles, dirigée par les sœurs, et située rue de las Tres-Cruces, sert par les droits d'écolage des élèves qu'elle reçoit, à alimenter l'hôpital, qui vit aussi de dons et de quêtes faites à l'église Saint-Louis le vendredi saint. Les médecins sont MM. les Drs Bide et Dussac. Le recteur de l'église et quatre « députés » français nommés par l'ambassadeur président de droit du comité de l'hôpital, font partie de ce comité. M. le Dr Dussac est le médecin de l'école.

### § 5. — *L'asile des lavandières de Madrid.*

Parmi les asiles d'enfants, on signale à Madrid, mais je n'ai pas visité celui qui a pour titre « Asilo de los hijos de las lavanderas », c'est l'asile destiné aux petits des lavandières du Manzanarès, corporation importante. Il est situé hors de la porte de Saint-Vincent Il s'appelait autrefois Maison du prince (Casa del principe), et fut fondé par Maria-Victoria. Il a été mis plus tard sous le patronage de l'infante Isabelle.

On reçoit les enfants depuis qu'ils peuvent prendre quelque nourriture, en outre du lait de leur mère et jusqu'à l'âge de 15 ans environ. En outre, on secourt les lavandières en cas d'accidents.

L'asile se compose de deux étages. En bas, il y a une salle de repos, une salle de secours avec six lits muni de d'une caisse de pharmacie, une cuisine, un réfectoire, une école maternelle. Au premier étage : 31 berceaux en fer très serrés les uns contre les autres, dans une salle chauffée par un poêle. Il y a là aussi, une pouponnière comme dans nos crèches françaises, des chaises percées avec sièges pour six ou huit enfants, une fontaine, etc..., plus une école de filles où on les reçoit passé sept ans, les logement des sœurs de charité qui font le service. Il y a 200 enfants. On donne aux nourrissons de la soupe au tapioca, mais les mères viennent les allaiter à heure fixe. Les enfants plus âgés mangent de la soupe, du bouilli au riz et du pain pour leur dîner, l'après-midi, on leur donne du pain. Les plus petits ont de la soupe à 10 heures.

A l'entrée des enfants, on les déshabille, on leur donne un vêtement propre. Tous ces enfants sont des enfants légitimes. C'est la caisse royale qui paie tout ce service.

Un des médecins de la reine visite les enfants et ceux du dehors, désignés par les sœurs.

Dans la maternité, il y a une salle spéciale pour les enfants des ouvrières de la manufacture de tabacs.

## § 6. — *Tour.* — *Les enfants trouvés à Madrid.*

Je n'ai pas eu le temps de visiter à Madrid, l'établissement qui sert d'asile aux enfants que les mères viennent y déposer en secret, grâce à la discrétion du tour ; mais je suppose qu'il en est de cet établissement comme des analogues d'Espagne que j'ai eu l'occasion de décrire dans la première partie de ce travail.

Seulement, étant donnée la misère de la population ouvrière de la capitale, on comprend quelle est la situation des pauvres enfants que l'asile confie aux nourrices du dehors. On lira à ce sujet, dans l'excellent livre du Dr Hauser, un tableau navrant qu'il emprunte lui-même à un article de l'*Imparcial*, écrit en 1883 ou 1884 : « Ces nourrices, dit l'auteur de l'article, sont des mères qui ont perdu leur enfant ou vont le sevrer. Une enquête du juge municipal de sa commune, une autre du curé, suffisent pour que l'Inclusa (la Maternité), livre ses malheureux nouveau-nés anonymes à la nourrice mercenaire.

« On comprend que, lorsque pour 15 fr. par mois, elles s'imposent la tâche pénible d'un allaitement et les soins d'une maternité nouvelle, leur misère sera extrême. En effet, la plupart soit 99 p. 0/0, sont des mendiantes ou des femmes de journaliers besogneux, qui gagnent à peine pour se nourrir, et qui, dans ces conditions, donnent à leurs nourrissons un lait sans principes nutritifs, appauvri par le rachitisme et empoisonné par d'autres maladies. Dans les provinces de Madrid, Ciudad-Real, Soria, Guadalajara, Tolède, les nourrices qui partagent avec leurs maris les travaux des champs, abandonnent le nourrisson à la maison où il crie, où il dort ; quand la nourrice revient suante, brûlée par le soleil et l'eau-de-vie, harassée, quel lait peut-elle donner à l'enfant?

Aussi, dit l'auteur, l'enfant meurt la plupart du temps, et la nourrice vient en chercher un autre à la Maternité, dans les archives de laquelle on voit figurer des femmes qui, en un an, ont allaité dix enfants à qui le même sort à été réservé.

Il y a encore un autre abus, et c'est celui commis par les gens chargés de payer la nourrice. Il paraît que certains avancent le mois à ces pauvres femmes, moyennant un intérêt de 50 0/0 ; d'autres les obligent à accepter des marchandises au lieu d'argent.

Il y a encore les nourrices qui cèdent leur nourrisson à des femmes qui n'ont pas de lait, et se servent de l'enfant comme d'un moyen d'émouvoir la charité publique ; quelquefois la nourrice cache la mort de l'enfant, et continue de recevoir sa pension.

Le rédacteur de l'*Imparcial*, ajoute :

« Il est nécessaire que le comité des dames d'honneur et de mérite, aux sentiments maternels desquels sont confiés les orphelins de l'Inclusa, soient instruites du crime qui se commet contre l'humanité. Elles sont mères, elles sont femmes, elles sont espagnoles, elles ne peuvent assister aux horreurs du spectacle qu'offre l'allaitement des enfants, en dehors de l'établissement.

La Société protectrice des enfants est obligée, également, de s'intéresser à cet état de choses. »

Qu'a-t-on fait depuis, pour empêcher tous ces abus ? Je l'ignore. Ce sont ceux qui existaient en France, avant la loi Roussel. Il y avait aussi, chez nous, des « faiseuses d'anges » (l'expression est dans l'article de l'*Imparcial*). On a mis bon ordre à cet envoi prématuré « au ciel », de bon nombre de petits êtres sans défense. Fera-t-on de même en Espagne ?

### § 7. — *L'alimentation à Madrid.*

#### I

J'ai fait allusion, précédemment, à la cherté des vivres à Madrid. La viande y coûte 2 fr. à 2 fr. 50 le kilog. (les bons morceaux 4 à 5 fr.), tandis qu'elle est vendue, dans certaines provinces (Galice, Aragon, Castille), 50 centimes, à raison de la facilité d'élevage du bétail. Le pain aussi est cher et au mois de janvier 1892, sous prétexte de pluies qui ont fait enchérir le grain et la farine, les boulangers de la capitale ont subitement augmenté le pain de quatre centimes le kilog. Grâce à l'énergie du maire de Madrid, qui a déployé une grande sévérité dans la poursuite du faux poids, et qui a menacé de faire venir du pain du dehors, les boulangers ont réduit leurs prétentions. On a essayé de traiter avec les pouvoirs publics pour faire venir de la viande de la province, les pourparlers n'ont pas abouti. On a tenté aussi de créer des sociétés coopératives, mais on n'y a pas encore réussi. On sait d'ailleurs quelle administration scrupuleuse est nécessaire pour la réussite de pareilles entreprises On ne trouve pas partout des boulangeries coopératives comme celle d'Angoulême.

D'ailleurs, la faute de cette cherté des vivres incombe à l'indifférence publique, comme en France.

Ici on cherche à pousser les maires à user du droit de taxer le pain et la viande, que leur donne la loi de 1791 (rien de pareil n'existe en Espagne) ; c'est toujours le recours à l'autorité qui semble la sauvegarde du public, il ne doit pas se tirer d'affaire lui-même. C'est ce que disait, en 1890, dans une conférence faite dans une société de progrès de Madrid (Fomento de artes) le Dr Perujo, qui, en même temps, faisait l'éloge des sociétés coopératives.

Il décrivait d'un crayon sûr et exact, la vie de l'ouvrier de Madrid, son logement étroit où les sexes et les âges sont dans une promiscuité aussi préjudiciable à la santé matérielle, qu'à l'hygiène morale, la pauvreté de son costume unique pour les saisons si variables de la capitale, l'absence de propreté du linge, l'abus de féculents, car le « garbanzo » ou pois chiche règne en maître, à Madrid, nourriture encombrante, qui alourdit et dilate l'estomac, ne le satisfait pas et appelle à son secours la mauvaise eau-de-vie de grains. De cet abus de féculents, auquel vient s'ajouter celui des alcooliques, résultent diverses affections, l'anémie, le scrofulisme, l'hystérie, qui, selon le Dr Perujo, constituent la caractéristique pathologique de l'ouvrier de Madrid, ouvrier cosmopolite, car plus des deux tiers viennent de la province, attirés par la capitale où les saisit la misère, au lieu de cultiver la terre qui, en Espagne aussi, « manque de bras » et surtout de bras vigoureux.

On ne peut plus accuser de cette émigration l'instruction, comme le font, en France, certaines personnes ennemies des lumières pour les autres ; car l'instruction n'est pas encore assez avancée en Espagne, et voici, d'après la statistique de 1887, le tableau de la population répartie en quatre catégories d'instruction différente :

| | |
|---|---|
| Sachant lire et écrire.............. | 5.004.470 |
| Sachant lire seulement............. | 602.005 |
| Sachant signer leur nom ou possédant quelques éléments........... | 13.268 |
| Complètement illettrés............ | 11.945.871 |
| Total......... | 17.565.614 |

II

Le Dr Perujo, dans son intéressante conférence, a passé en revue les différents aliments dont se nourrit le peuple de Madrid, le pain qu'il ne déclare pas pur de toute altération, mais qui est rarement vendu sous son poids obligatoire; la viande, fort chère et composée de tendons, surtout s'il s'agit de vieilles mules étiques, que l'on consomme sans répugnance, tandis qu'on en a, pour la saine viande de cheval, bien à point ; le lait que l'on débite au coin des rues dans les *puertos*, sur une table où j'ai vu aussi s'étaler une crême d'aspect appétissant. Le savant conférencier n'a garde de soupçonner la pureté de ce lait que l'on n'a pas allongé avec de l'eau et épaissi avec de la cervelle de mouton. Il le suppose pur, mais il le suspecte avec raison, car il est fourni par des vaches souvent phtisiques, grâce à leur séjour dans des étables nombreuses, la plupart mal ventilées.

Et, pour passer à la pratique, le Dr Perujo établit le "budget de l'ouvrier madrilène, 3 francs de paie journalière, quand ce n'es pas seulement 2 fr 50 et quand on travaille tous les jours (sauf le septième).

Mais, on mange sept jours et voici de quoi se compose et ce que coûte la nourriture d'un ouvrier avec sa femme et son enfant :

Pour le déjeuner, s'il n'y a pas de petit verre pour tuer le ver — et l'habitude commence à s'en introduire à Madrid — M. Perujo compte 50 centimes. Au dîner, le pain pour trois personnes vaut bien 20 centimes (une livre), le légume (riz, garbanzos, etc.) coûte 15 centimes, le vin 15 centimes, la viande, qui sert avec le légume à faire la soupe ou le *puchero*, se paie 50 centimes pour 250 grammes. Voilà 1 franc pour le dîner. Et le repas du soir, pris après le grand labeur d'une longue après-midi, vaut bien 1 franc aussi; total, pour la nourriture 2 fr. 50, à quoi l'on doit ajouter ce qu'il faut dépenser pour le loyer, le vêtement, le blanchissage, etc. On le voit, la position de l'ouvrier, même avec un seul enfant, est bien précaire. Que sera-ce si la famille augmente, et si cinq ou six enfants viennent l'encombrer dans l'unique ou dans les deux chambres qui forment le logis ? Il y a heureusement quelquefois le travail de la femme, et l'asile pour les petits, quand l'asile donne la soupe.

## § 8. — *Les règlements de police à Madrid*

### I

Les règlements de la police urbaine et rurale de Madrid, sont à la veille d'être réformés.

Ceux qui sont en vigueur aujourd'hui datent de 1886. Je vais en indiquer les points principaux.

Les articles 1 à 11 sont consacrés à la circulation dans les rues, des hommes et des animaux, aux conditions de voirie relatives aux maisons.

Les articles 12 et 17 visent la police des champs autour de Madrid et des parcs à l'intérieur.

Les articles 18 à 22 s'occupent spécialement d'hygiène et de salubrité.

Les adjoints aux maires, et les commissions qu'ils président, doivent visiter les lieux publics, surtout ceux où l'on vend des substances alimentaires afin de vérifier la pureté de ces dernières, que le laboratoire de chimie est chargé, à son tour, de recueillir et d'analyser. Le pain est compris dans cette visite,et l'ordonnance se réfère à celle du 12 novembre 1884,qui s'occupe plus spécialement de cet aliment, de sa qualité, de sa cuisson, de son poids, etc.

Dans les articles 24 à 26 qui réglementent la vente des viandes et poissons, la propreté des étals est spécifiée avec l'indication du prix des viandes ; les saucisses ne peuvent être faites qu'avec de la viande de porc ou de veau ; la graisse de porc doit être pure de tout mélange et fraîche, les poissons doivent être conservés dans de la glace, en temps chaud, vendus à part des autres aliments.

La vente des liquides est réglementée par les articles 28 à 33. L'huile doit être pure, le vin de même, et il ne doit pas être renforcé de plus de 2 0/0 d'alcool de pomme de terre ou de vin. Le vinaigre et le lait seront absolument naturels.

Il est interdit de créer un établissement insalubre à moins de 500 mètres de toute habitation, de même, les établissements destinés à la fabrication ou au dépôt des matières inflammables ou explosives. Les magasins de chaux et plâtres seront hors ville, les dépôts de chiffons ne seront autorisés qu'à des conditions spéciales.

L'article 36 vise les volières et les étables qui ne doivent pas être près de la voie publique ; il a été parlé plus haut, des règles de leur installation. L'article 37 vise les chenils et les infirmeries de chiens.

Les articles 38 à 40, traitent des inhumations. Il est interdit de porter les corps autrement qu'enfermés dans un cercueil, lequel sera posé sur un char. Avant l'ensevelissement, les corps, s'ils ne sont pas embaumés ou enfermés dans des caisses de fer, seront couverts d'une couche de chaux vive de 2 à 3 centimètres. On ne peut procéder à l'inhumation qu'au bout de vingt-quatre heures, et s'il est impossible de garder les corps tout ce temps(maladies contagieuses, décomposition rapide, logement étroit, etc.) on les transportera aux dépôts des cimetières. Le médecin qui signera le certificat de décès sera juge de cette opportunité.

Il devra en référer lui-même au médecin officiel du district.

Les derniers articles traitent des précautions à prendre pour les transports et exhumations.

II

Dans une seconde ordonnance rendue quinze jours après la première (24 juin 1886), les dix premiers articles s'occupent des tramways et de l'éclairage public. Les articles suivants traitent des immondices et résidus, que l'on doit déposer sur la voie publique ou dans les corridors d'entrée, afin que les voitures de la municipalité les recueillent en passant.

Ce service doit être fait en quatre heures, variant suivant la saison.

En cas de chute de neige, les propriétaires des maisons doivent la faire enlever et mettre sur la chaussée pavée.

Après le nettoyage des rues, des escouades y repassent.

L'article 7 et les suivants parlent de la surveillance des égouts, de la nécessité pour les propriétaires de fermer leur fosse fixe d'aisance, sitôt que sera construit devant leur demeure un collecteur avec lequel ils devront faire communiquer celle-ci.

Les égouts et fosses doivent être à 1 m. 50 au moins de toute conduite d'eau.

Il ne sera pas permis de louer une maison neuve qui ne communique pas avec le collecteur; on ne pourra pas jeter dans les égouts les matières de toutes sortes provenant de vacheries, d'étables, de poissonneries, de boucheries.

Les fosses devront être placées dans les cours des maisons ; les lieux dont les tuyaux y aboutiront devront être munis d'appareils inodores.

L'article 26 divise les établissements insalubres en trois classes analogues aux classes françaises ; mais à Madrid, c'est l'alcalde qui autorise leur création. La même autorité surveille les établissements créés.

Des précautions minutieuses sont prescrites pour les dépôts de matières inflammables : caisses en fer à fermeture hydraulique pour les allumettes, les pétroles classés en deux catégories, suivant le degré de leur inflammabilité.

## III

L'examen des viandes à Madrid est bien réglementé.

Il se fait à l'abattoir même, et ce n'est que là, que doivent être tués les animaux destinés à l'alimentation de la population madrilène. Il est interdit de les abattre avant qu'ils ne soient reposés; il faut d'ailleurs que l'animal entre de son pied à l'abattoir.

On ne doit pas tuer en temps caniculaire (juin, juillet, août), les vaches, brebis et taureaux, et on doit examiner, avec plus de soin que les autres, les animaux en rut et les femelles pleines.

Après que les animaux ont été abattus, leur chair est soumise à un nouvel examen du vétérinaire, et, de plus, des inspecteurs ou reconnaisseurs (reconocedores) vont dans toutes les boucheries où les envoie l'autorité ; ils dénoncent aussi les viandes mauvaises trouvées par eux sur les marchés.

La vente des porcs n'est permise que de Pâques à la fin de juin, seulement pour ceux nés l'année précédente. La tuerie et la salaison de ces animaux ne doit se faire que du 31 octobre au 20 mars.

Les tueries particulières sont interdites, et tous les animaux qu'on doit mener à l'abattoir doivent entrer par des portes indiquées. Quant aux viandes, on ne doit les transporter qu'en voitures fermées. Les bouchers ne doivent pas les exposer en dehors de leur boutique ; elles doivent, dans l'intérieur, être posées sur des tables garnies de linge propre ; on séparera les viandes provenant d'animaux d'espèces différentes et on affichera d'une manière visible les prix de vente.

## § 9. — *La mortalité à Madrid.*

Pendant les sept premiers mois de 1891, la mortalité par maladies contagieuses (variole, rougeole, diphtérie, scarlatine, coqueluche, etc...), a été de 2.299. La mortalité générale de ces sept mois, a été de 10.405 ; sur ce nombre, il y a eu 1.863 morts d'enfants, de 0 à 5 mois et 2.341, de 5 mois à 3 ans.

Le mois le plus chargé a été janvier, qui a donné 441 décès par maladies zymotiques,et la mortalité générale a été de 286 enfants de moins de 5 mois et 343, de 5 mois à 3 ans. Le mois le moins chargé (mai), n'a eu que 261 cas ; la mortalité générale a été de 219 enfants de 0 à 5 mois, de 262 de 0 à 5 ans, ce qui veut dire, que les maladies contagieuses ont pris, ce mois-là, la moitié des enfants morts de 0 à 3 ans.

Sur une mortalité totale de 10.483, pendant ces sept mois, il y a eu 8.106 cas de mort par maladies communes, soit 77,32 0/0 ; 2 299 par maladies contagieuses, soit 21,93 0/0 et 78 morts violentes, soit 0,75 0/0 ; pour deux des maladies zymotiques, la variole et la diphtérie, voici la mortalité des sept premiers mois de 1891 :

La diphtérie a donné jusqu'à 3 ans, 112 décès, de 3 à 20 ans 197 ; le mois le plus chargé (mars) a donné 24 décès, jusqu'à 3 ans et 42, de 3 à 20 ans.

Pour la variole, il y a eu, en sept mois, 205 décès de 0 à 3 ans, 243 de 3 à 20 ans. Aucuns cas, en juin et juillet ; 109 et 137 en janvier pour les deux périodes respectives.

## BARCELONE

### § 1. — *Coup d'œil. La Bienfaisance. Services divers. Statistique.*

I

J'ai passé trois jours à Barcelone, charmé de l'animation de cette ville industrielle, laborieuse, à la population ardente et amie du progrès, véritablement vivante par sa vie commerciale et manufacturière, aussi bien que par sa vie intellectuelle et artistique. J'ai été accueilli avec beaucoup d'empressement et d'affabilité, par deux hommes qui, en deux genres différents, font honneur à la ville dans laquelle ils résident, et dont le premier seul en est originaire : le Dr Robert, praticien distingué et répandu, professeur à la Faculté de médecine, qui a concouru, comme conseiller municipal à certaines améliorations de la cité catalane, et le Dr Jaime Ferran, une figure aussi, très connu pour des essais d'inoculations anticholériques qui ont eu un certain retentissement, et ont amené en Espagne une mission française, à la tête de laquelle se trouvait mon excellent ami le professeur Brouardel Je n'aurai pas le temps de dire dans ce rapport, et je renverrai à un travail spécial, mon opinion sur cette découverte. Le Dr Ferran est, à mes yeux, un homme loyal, sincère, convaincu, ardent, sans doute. à la généralisation, mais étant arrivé à l'aide de moyens bien insuffisants alors qu'il débutait dans la petite ville de Tortose, à des recherches microbiologiques sérieuses. Dans cette question des inoculations, le Dr Ferran a été mal servi par les circonstances et desservi par quelques-uns de ses compatriotes, qui l'ont combattu de parti pris. Pour ce qui est de la Commission française, il s'est produit tout à coup une question d'amour-propre exagérée, à propos d'un prétendu secret qui a clos brusquement les travaux de la commission. A cette époque le Dr Bide, de Madrid médecin de l'Ambassade française, écrivait sur le choléra de 1885, au *Journal Officiel*, des lettres à la fin desquelles, après avoir constaté la bonne foi du Dr Ferran, qu'il connaît, il a exprimé le regret que la Commission française n'ait pu travailler quelques jours avec lui.

Ceci dit, je vais examiner avec quelques détails la ville de Barcelone, au point de vue de l'hygiène et de l'assistance publique, m'aidant pour cette étude de mes observations et visites personnelles, du rapport officiel du Directeur du port, paru dans le « Bulletin mensuel de statistique » et de renseignements qu'a bien voulu me fournir, M. Morano, rédacteur du *Noticiero universal* de Barcelone et correspondant de l'important journal de Madrid, l'*Imparcial*.

II

Barcelone est située près le 41°,22',53'' de latitude Nord, près le 5°,49 de longitude Est de Madrid et 8°,22',32'' de San-Fernando, elle est orientée, à la forme d'un parallélogramme irrégulier occupant 30.000.000 de m. c. Les maisons ont des hauteurs de 18 à 22 m.

Le cimetière ancien que j'ai décrit ailleurs est au nord-est à 4 kilom. Il y a une couche souterraine àssez haute, qui gêne les inhumations. Le cimetière moderne est à 3 kil., dans la direction des vents régnants; le terrain est rocheux, la couche de terre végétale est trop faible pour permettre les plantations.

Il y a six marchés dépourvus de caves.

Les hôpitaux sont au nombre de trois, dont je parlerai tout à l'heure : l'asile San Rafaël, qui a une quarantaine de malades, l'hôpital Santa-Cruz par lequel ont passé, pendant les deux dernières années (1889 et 90), plus de 16.000 malades, qui a dépensé en 1889 et 1890, 1.195 475 fr. des rentes de son capital, et a reçu de la charité publique, 60 à 65.000 francs, l'hôpital du Sacré-Cœur de Jésus, qui a place pour 100 malades et qui n'a que 3.000 fr. de capital; la charité publique lui a fourni dans ces deux ans, une quarantaine de mille francs.

Les asiles sont plus nombreux. Nous allons les énumérer en disant l'argent qu'ils ont reçu, dans les exercices des années 1889 et 1890.

L'asile des pauvres : 34 pensionnaires; argent dépensé de ses propres fonds 177.200 fr., de subventions 7.500 fr., d'aumônes 13.890 fr. 40, dépense de l'intérieur 151.537 fr. 24, en secours à domicile 40 399 fr. 14.

Hôtellerie Saint-Antoine : 60 pensionnaires, 33.028 fr. de son capital, 5.000 de subvention, 18.872 fr. 75 d'aumônes.

Asile provisoire des pauvres, où ceux-ci ne passent que quelques nuits; il en est entré dans ces deux années, 9.668; la dépense a été de 24.470 fr., provenant de charités.

Asile des Religieuses Adoratrices : 68 pensionnaires, dépense 6.621 fr. provenant d'aumônes.

Maternité de l'Enfant Jésus : 219 pensionnaires, et 70 élèves, subvention 8.000 fr., dépense totale 31.922 fr. 71.

Asile Naval :80 pensionnaires, dépenses 70.714 fr. 98, fournies par la charité publique.

Petites sœurs des pauvres : 145 pensionnaires, dépenses et ressources inconnues.

Asile de vieillards : 300 pensionnaires, 52,880 fr. 90, fournis à grand'peine par la charité.

Maison de Maternité et Enfants trouvés : 2.907 enfants y ont passé en deux ans. La subvention provinciale a atteint 575.000 fr., les ressources de l'établissement ont fourni 45.957 fr. 62, la charité 54.627 fr. 01. La dépense a été de 1.332.010 fr. 50.

La Maison des Enfants orphelins (Infantes huerfanos) en a reçu 30 et a dépensé 29.708 fr. 25, dont 16.604 fr. 88, provenant de rentes propres. La Maison de Miséricorde (Casa municipal de Misericordia) a recueilli 300 individus, a dépensé 50.000 fr., fournis par la caisse de l'Ayuntamiento. Le collège des Jeunes Servantes en a recueilli 466, qui sont venues s'y abriter, en attendant de trouver une place. 5.000 fr. d'une subvention municipale ont suffi aux dépenses.

Maison d'accouchement et tour (Casa de lactancia y cuna) : 457 pensionnaires qui ont nécessité une dépense de 27.751 fr. 83, fournis en partie par une subvention de 7.000 fr., en partie par des charités. On a dépensé pour les enfants nourris au dehors, 976 fr. 25, en deux ans. L'asile du Bon-Pasteur a recueilli 133 filles repenties et a dépensé 35.282 fr., dont 28.758 fr. 50 par des subventions.

Pour l'assistance domiciliaire, il y a la Société de Saint-Vincent de Paule, avec 59.740 francs de dépenses ; le Patronage de Notre-Dame de las Mercedes, avec 3.309 francs, la Charité chrétienne avec 122.183 fr. 34 de dépenses et une recette de 170.462 fr. 31, fournie par la charité publique.

La petite Société protectrice des nouveau-nés pauvres, qui n'a dépensé que 870 fr. 48, le Cercle ouvrier barcelonais, qui a dépensé 2.334 fr. 90, en secours à domicile.

Si on ajoute à ces établissements ceux qui sont fondés par l'initiative privée, en vue de l'enseignement et les Monts-de-Piété, on trouve un total de 335 sociétés protégeant ou instruisant, en deux ans 37.916 individus, dépensant 5.608.612 fr. 97 avec des ressources qui ont produit 5.902.256 fr.35. Les secours domiciliaires y figurent pour la somme de 1.483 527 fr.59.

## III

Les établissements insalubres de Barcelone, sont peu nombreux, en outre des boucheries et triperies, il y a des fabriques d'amidon et de savon.

Barcelone possède dix théâtres assez mal ventilés ; l'un d'eux est le Lyceo, fort grand et bien aménagé.

Les eaux proviennent de plusieurs sources et fournissent, à chacun des 252.893 habitants qui existaient en juillet 1890, 48 à 50 litres par jour, mais certains quartiers n'ont que 25 litres. Les sources les plus importantes sont celles de Moncade ; celles de la rivière de Beros, sont élevées à l'aide de machines. On étudie le grand projet d'amenée des eaux de Noguera Pallavera qui donnerait 259.200 m.c., revenant à 6 centimes le m. c.

L'abattoir de Barcelone, situé près de la gare, est dans de mauvaises conditions, il est question de le rebâtir.

Les égouts, encore incomplets, n'ont qu'une longueur de 57 kil., ils ont été établis sans plan déterminé (le premier en 1363), sont perméables, manquent d'eau pour le lavage; quelques-uns s'encrassent parce qu'ils sont situés en contrebas. Dans la partie neuve provenant de l'agrandissement de la ville (Ensanche), il y a peu d'égouts, aussi existe-t-il là des fosses fixes pour les matières fécales, assez peu étanches, et, en outre, d'autres qui reçoivent spécialement les eaux ménagères. Les égouts se rendent directement à la mer. Les matières sont enlevées la nuit des fosses, à l'aide d'appareils pneumatiques.

La boue et la poussière des rues sont recueillies, dans les rues pavées de bois et empierrées, à l'aide de brigades spéciales qui remplacent les voitures passant dans les rues à certaines heures. On transporte les immondices hors ville dans des dépôts et on les utilise pour la culture.

Sur les autres voies, les détritus et poussières sont ramassés par des cantonniers; on les emporte au bord de la mer. Les détritus des maisons sont affermés à une entreprise particulière.

La prison, ancien couvent, contient 700 prisonniers, elle est malsaine, située dans un quartier populeux; on va en édifier une nouvelle.

## IV

La statistique publiée par la direction du port, en 1889, constate que Barcelone avait en 1887, 272.481 habitants. De 1879 à 1888, la population a diminué, et dans cette période il n'y a eu qu'une fois augmentation de 280 âmes d'une année à l'autre. Et cependant, la ville accueille à bras ouverts les immigrants, mais la mortalité est grande (32,7 par 1.000).

Le chiffre des naissances a été, à Barcelone, de 74.367 pendant la période 1879 à 1888; l'année 1885 a été la plus forte avec 7.866 naissances; l'année 1887, la plus faible avec 7.106.

La mortalité dans cette période a été de 83.347, il y en a eu 9.722 en 1885, et la mortalité la moindre (7.441) en 1881. Cette mortalité explique la diminution de population de 9.260 en neuf ans.

Comme causes de mort, la phtisie a produit le 8e de la mortalité, l'apoplexie a donné 17 0/0 de la mortalité, la diphtérie 1,17 0/0, la fièvre typhoïde 20 0/0.

Le paludisme est assez fréquent à Barcelone; il est dû à des étangs et marais autour de la ville, ainsi qu'à des espaces que recouvre certains temps l'eau douce, à laquelle succède l'eau salée. Les vents renvoient les effluves vers la ville, sans que le mont Monjuich, peu élevé et non boisé, puisse les arrêter.

Le choléra en 1884 a causé 1.323 décès.

De 1879 à 1888, il y a eu 2.605 cas de mort par petite vérole, 2.920 par rougeole, 205 par scarlatine, 2.778 par diphtérie, 389 par coqueluche, 4.061 par fièvre typhoïde.

La déclaration à l'autorité de toute maladie infectieuse se fait par les soins de la famille, du médecin traitant, des voisins ou du médecin délégué du district, s'il en est prévenu.

La désinfection de la chambre du malade se fait autant que possible pendant qu'il existe encore. Après sa mort, elle se fait d'autorité et de la façon la plus complète.

### § 2. — *L'assistance à Barcelone.*

Les médecins de l'assistance à domicile sont payés, à Barcelone, par la municipalité ; le dernier budget a fixé leurs émoluments à 2.500 fr. pour les anciens, et à 2.000 fr. pour les nouveaux, il y en a 2 par chacun des 10 districts. Ils doivent donner des consultations gratuites dans les dispensaires municipaux, qui sont de vraies maisons de secours. Une nouvelle organisation du service d'assistance est indiquée dans la *Gaceta sanitaria* de Barcelone. Deux choses principales forment les bases de la réforme opérée par la municipalité : la création d'un hôpital pour les maladies contagieuses, et la création d'un nouveau dispensaire dans le faubourg Santa Madrona.

Le corps municipal, ajoute le journal, se trouve ainsi réparti en quatre sections : 1° l'assistance médicale, la police sanitaire, les vaccinations, l'inspection des écoles, etc.. ; 2° l'institut pratique d'hygiène ; 3° l'institut bactériologique ; 4° l'hygiène spéciale (prostitution). Les quatre dispensaires créés par les amis des pauvres (amigos de los pobres), auront en permanence chacun un médecin de garde.

Le personnel se composera de 84 médecins, un vétérinaire (inspecteur des viandes), 1 chimiste et 1 pharmacien (dont 30 médecins titulaires, 1 vétérinaire et 21 médecins surnuméraires pour la première section). La vérification des décès se fait par les soins d'un médecin spécial (médico forense). La déclaration des maladies contagieuses est obligatoire.

### § 3. — *La charité provinciale à Barcelone.*

I

La Casa de Caridad de Barcelone, fondée en 1802, est un immense édifice divisé en plusieurs cours, que séparent des corps de bâtiments ayant chacun leur spécialité.

La partie destinée aux enfants abrite 200 petits fréquentant l'école maternelle, 200 garçons recevant, au rez-de-chaussée, l'enseignement de trois maîtres laïques (trois salles et une salle de dessin); 200 autres, instruits par des religieuses, qui ont sous leur direction, 400 filles dans les classes de l'étage supérieur. Ces religieuses, au nombre de 70, portent le costume de nos sœurs de Saint-Vincent-de-Paule, et beaucoup d'entre elles parlent le français.

D'autres compartiments sont habités par les vieux pauvres de la province, que l'on admet sur un certificat de l'alcalde de leur commune, après 62 ans; de plus, les hommes et femmes incapables de travailler, constatation faite par le médecin officiel, et les impotents qui prennent leur récréation et leurs repas dans les mêmes cours et réfectoires, mais couchent dans des dortoirs différents, très petits et insuffisants. Il y a enfin, un compartiment pour épileptiques et idiots.

La Casa de Caridad de Barcelone, qui donne ainsi asile à plus de 2.000 pensionnaires de tout âge, a une organisation très bien entendue, et les services généraux sont à la hauteur des progrès modernes, cuisine, buanderie marchent à la vapeur. L'établissement fabrique son pain, ses pâtes alimentaires. Il y a, comme dans les asiles analogues, des ateliers de couture (ouvroirs) pour les filles, des ateliers pour les garçons : cordonniers, ferblantiers, fabricants d'espadrilles, serruriers; dans une vaste salle, il y a 30 métiers pour tissage de toile à matelas, et au rez-de-chaussée, une imprimerie occupant une cinquantaine de garçons, et fort bien montée. Elle travaille pour le dehors, particuliers ou administrations; et au moment où je la visitais, on tirait un journal hebdomadaire, dont le texte était d'ailleurs un peu léger. La mortalité est en moyenne de 70 0/0.

## II

Barcelone ne peut pas se contenter d'une seule maison de secours pour ses pauvres. Il y a, près de la Casa de Caridad, une autre maison provinciale, la Casa de Misericordia, que j'ai visitée avec l'aumônier et le médecin. Elle a été fondée en 1783, par l'ayuntamiento, à l'occasion d'une grande sécheresse.

Elle est destinée aux filles de 3 à 9 ans, et en reçoit 300, logées et nourries dans l'établissement, et auxquelles on apprend le métier de lingère. Les ateliers, au nombre de 6 ou 8, travaillent pour le dehors, avec une activité et une adresse remarquables.

Les enfants reçoivent l'instruction dans deux écoles, qui se composent chacune, seulement, d'une très grande salle recevant

150.000 enfants. Le mode d'enseignement mutuel, appliqué encore dans plusieurs écoles espagnoles, explique ce petit nombre de salles de classes, pour un si grand nombre d'élèves.

Les dortoirs et infirmeries de la Casa de Miséricordia sont bien situés, vastes, et bien ventilés, grâce à l'air abondant pris dans les caves, et passant par le plancher.

Dans ce sous-sol fort clair, il y a une installation complète de bains chauds et d'hydrothérapie.

L'hygiène de ce vaste édifice nous a paru bien comprise, et les aimables guides qui m'en ont fait les honneurs insistaient sur ce fait, que la Casa de Miséricordia avait échappé aux épidémies de choléra, de diphtérie, de rougeole, tandis que la Casa de Caridad, sa voisine immédiate, avait été assez fortement frappée. Le service médical est fait par deux médecins et un pharmacien. Cette maison est liée avec un asile d'orphelins, fondé en 1370, qui élève des garçons jusqu'à 14 ans, et des filles jusqu'à ce qu'elles aient un état.

## III

La Maternité de Barcelone a été fondée en 1853; elle a pris un local qui appartenait à la Maison de Miséricorde. Elle est assez réduite. Elle contient des lits pour les nourrices, des berceaux pour les enfants. C'est sur des proportions plus exiguës, et avec des services moins bien installés, que la maison de Maternité de Cadiz que j'ai précédemment décrite.

Elle ne contient actuellement que 187 enfants, et possède, dans les faubourgs, une succursale qui en contient 47. Dans ce dernier asile, on reçoit les enfants aussitôt sevrés, on ne les conserve que jusqu'à l'âge de 7 ans. Les garçons passent ensuite à la Casa de Caridad, les filles à la Casa de Bénéficiencia. La Députation provinciale a, près du Sacré-Cœur, un terrain de 28 hectares, où elle va faire construire une maison unique.

La mortalité, dans la maison actuelle, est de 28 0/00, pour les nourrissons allaités et de 113, pour les nourrissons sevrés.

## IV

La plaie de Barcelone, dont se plaignent les autorités, malgré leurs efforts pour la guérir, c'est la mendicité; les razzias fréquentes que l'on fait sont inutiles, aussi a-t-on songé à créer un asile des pauvres, établissement municipal, véritable monument, situé au parc, près du laboratoire de Ferran, et qui prend les enfants vagabonds des deux sexes, sans famille, et les mendiants impotents, ramassés sur la voie publique.

Deux médecins sont attachés à l'établissement.

Il est question aussi d'établir à Barcelone, un asile de nuit dans le genre de ceux de France. Les bases de l'installation proposées par l'alcalde, dans un rapport présenté à l'ayuntamiento, sont les suivantes :

On recevra à l'asile les individus manquant de travail, quel que soit leur culte ; ils y séjourneront trois nuits au plus ; on leur donnera des vêtements, en remplacement des leurs usés, que d'ailleurs on passera tous à l'étuve, au moment de l'entrée. Il ne leur sera pas permis d'y rester le jour, ils seront obligés de chercher de l'ouvrage, mais l'asile s'occupera de leur en procurer. Il n'y sera admis aucun individu atteint de maladie contagieuse ou répugnante ; un des médecins municipaux sera chargé de les examiner à leur entrée.

## § 4. — *Les hôpitaux de Barcelone.*

### I

Au milieu de cette partie vieille de Barcelone, que la pioche du démolisseur va détruire, mais qui sera reconstruite sur un plan nouveau, s'élève un immense édifice, l'hôpital de Santa-Cruz, dont les bâtiments entourent une grande cour, traversée par un passage sous voûte, qui fait communiquer deux rues. La façade droite de cette cour, est celle de l'aile destinée aux femmes ; en face, sont les salles des hommes, salles voûtées qui indiquent l'âge de l'hôpital (1401) et dans lesquelles, faute d'espace, les lits sont placés sur trois rangs et très rapprochés des uns des autres. La statistique du directeur sanitaire du port accusait, pour l'année 1888, une mortalité de 918 sur 6.727 entrées.

L'hôpital, qui peut contenir plus de 1200 places, et qui abrite des fous, en l'absence d'un asile spécial, est sous la direction d'une Commission, dans laquelle l'élément ecclésiastique a une certaine prépondérance. Le personnel d'infirmiers et infirmières a un caractère semi-religieux ; les « praticiens » sont les élèves de l'école de médecine, édifice voisin de l'hôpital, et auquel la Commission prête quelques salles pour les cliniques officielles. Mais, l'établissement accessoire est insuffisant, et il est question de créer, dans la partie nouvelle de la ville, deux grands hôpitaux plus en rapport avec une ville de l'importance de Barcelone qui est appelée à un brillant avenir.

Un autre hôpital, dû à l'initiative privée, est celui du « Sacré-Cœur » de Barcelone, fondé en 1879, et soutenu depuis par un Comité de dames. L'édifice est un grand parallélogramme, formant corridor ou galerie, où viennent aboutir perpédiculairement, du côté Sud, de grands pavillons destinés aux malades ; chaque salle n'en contenant pas plus de dix.

Les services du bas, confiés au Dr Cardenal, comprennent 70 lits, destinés à la chirurgie et à la gynécologie, et aux maladies des voies urinaires.

Ceux d'en haut contiennent 60 lits pour maladies internes. Le jour de ma visite, il y avait 90 lits occupés, la plupart, par des malades admis gratuitement.

Dans la salle de chirurgie, j'ai causé avec une femme de Perpignan, venue pour se remettre aux soins du Dr Cardenal, dont la réputation a franchi la province de Catalogne.

C'est lui qui, outre le soin des malades de chirurgie, dans lequel il est aidé par trois assistants, a la direction effective de l'hôpital.

Ce sont les sœurs de Saint-Vincent de Paule (quelques-unes françaises) qui ont l'administration de l'hôpital. Pour le service des malades, elles sont aidées de « praticiens » (élèves de la Faculté de médecine), d'infirmiers et d'infirmières, chargés des pansements. Tout ce monde reçoit un traitement.

Dans l'établissement, on a installé aussi une policlinique, avec consultations gratuites et visites à domicile, dont le service est fait par trois médecins et un oculiste. Depuis 1879, jusqu'au 1er juin 1891, l'hôpital du Sacré-Cœur a reçu 3.000 malades environ dont 1800 dans les salles de chirurgie et de gynécologie, 200 dans celles des maladies des voies urinaires, 1.020 dans celles de médecine.

## II

Le Dr Cardenal, professeur à la Faculté de médecine de Barcelone et médecin de l'hôpital du Sacré-Cœur, ainsi que je l'ai déjà dit, a créé en 1888, à quelque distance de Barcelone, dans la partie agrandie qu'on appelle « l'Ensanche », et au milieu de villas fleuries, une maison de santé de proportions moyennes, qui se compose d'un rez-de chaussée et d'un premier, et dans laquelle viennent habiter les malades du dehors, qui désirent se soumettre à une opération.

Les opérations sont faites dans une salle récemment installée, aménagée pour l'antisepsie la plus minutieuse, et munie de tous les instruments et appareils nécessaires pour que cette antisepsie soit obtenue.

Large de 4 mètres, longue de 7, avec une hauteur de 6 mètres, éclairée par un toit vitré, elle est formée de parois stuquées, faciles à laver et percées de quatre portes ; l'une qui permet l'entrée du maître et de ses aides, l'autre qui donne sur la chambre de l'opéré, la troisième, qui donne accès au jardin, enfin la dernière, qui mène au petit laboratoire où, sur des tables et des étagères de cristal, sont placés tous les réactifs connus ; des engins de même composition supportent, dans la salle d'opérations, tous les liquides antiseptiques, tous les appareils à gaz nécessaires au chauffage des liquides ou à la stérilisation des appareils.

Le sol est pavé d'une mosaïque de marbre facile à nettoyer. Il supporte une table d'opération placée sur quatre pieds nickelés, faite de cristal et de fer, et au centre évidé de laquelle se trouve un trou livrant passage aux liquides de l'opération, qui sont recueillis dans un vase de métal placé sous cette table.

Les appareils d'éclairage au gaz permettent aux produits de la combustion de s'échapper au dehors ; un calorifère entretient la température de la salle à 18 ou 20°.

Ni le chirurgien, ni ses aides, ni aucun visiteur n'entre dans la salle d'opérations sans s'être préalablement lavé, et sans avoir quitté ses habits, pour revêtir une blouse propre.

Les liquides antiseptiques dont se sert M. Cardenal, sont les solutions de sublimé à 1 0/00, d'acide borique a 4 0/0, de thymol à 1 0/0 ; il a presque abandonné l'acide phénique. Tous les tubes, aiguilles, linges de pansement, instruments, sont stérilisés, soit par le lavage à l'eau bouillie, ou à l'une des solutions indiquées ci-dessus, soit à la chaleur du gaz ou de l'étuve. Depuis quelque temps, M. Cardenal se sert fréquemment de l'iodoforme, comme topique ou comme séparation des linges de pansement, afin de former autour des plaies une atmosphère désinfectante isolante. M. Cardenal se sert aussi des éponges stérilisées ; il n'a pas pour cette matière la répugnance qu'ont certains de nos chirurgiens.

Depuis 1878 jusqu'au 1er juillet 1891, dans sa pratique hospitalière et privée, le Dr Cárdenal a fait 1.814 opérations, parmi lesquelles 105 laparotomies, 6 néphrectomies, 12 hystérectomies par le vagin, 120 résections, 12 résections du maxillaire. Depuis qu'il emploie une antisepsie rigoureuse, c'est à peine s'il a observé quelques cas de septicémie, et toujours il a obtenu une cicatrisation rapide par première intention ; il cite comme exemple ses beaux succès dans les grandes amputations et dans les résections de la rotule et du tarse, pour les arthrites tuberculeuses chroniques.

J'ai vu faire par le Dr Cardenal, à l'hôpital du Sacré-Cœur, une résection du fémur, à sa maison de santé, une double ovariotomie avec énormes adhérences, opérations exécutées avec une dextérité et une patience admirables. C'est une bien sympathique figure que celle de ce chirurgien de trente-neuf ans, qui occupe un des premiers rangs dans la médecine espagnole. Sous ses lunettes d'or, brille un œil intelligent ; il a une érudition profonde et une grande facilité d'élocution, s'exprimant très bien en français, et donnant avec une extrême bonne grâce tous les renseignements sur ses méthodes et ses opérations.

### § 5. — *La charité privée à Barcelone.*

L'asile Duran est un des établissements de bienfaisance et de régénération les mieux compris de l'Espagne. Comme édifice, il présente une série de bâtiments vastes, élégants, et de construction récente.

Il a son origine dans une maison de correction qu'avait établie l'ayuntamiento en 1852; mais, malgré les dépenses faites par cette administration, l'établissement marchait mal.

En 1881, à la suite d'un rapport fait par M. Pedro Armengal, on entame des négociations avec la Société de Saint-Pierre-des-Liens, de Marseille, qui possède en France des maisons de correction; et enfin, en 1885, sous la direction du père Pégras, l'établissement prend le titre d'Ecole municipale de réforme, sorte de colonie de Mettray, moins étendue et d'une population moins élevée, au point de vue moral. Malgré les efforts des directeurs, les enfants sont indisciplinés, ils résistent, s'échappent, mettent le trouble dans le voisinage.

Vers 1886, un généreux citoyen de Barcelone, M. Torribio Duran laisse un legs important pour la construction d'un asile destiné aux enfants perdus, et on inaugure « l'asile Duran », le 11 décembre 1890.

Administré par un Comité de patronage, dans lequel figurent, ainsi que dans les fondations analogues, des représentants de l'autorité, de la famille du fondateur, et de la Direction même, l'asile Duran est fait pour 250 enfants. Il reçoit non seulement 120 enfants dont l'ayuntamiento de Barcelone paie l'entretien, mais des enfants que lui confient, en payant, les familles, et aussi quelques autres à titre gratuit.

J'ai visité les ateliers situés au rez-de-chaussée, et dans lesquels les enfants travaillent avec beaucoup de zèle, sous la direction de contre-maîtres.

### § 6. — *Le laboratoire microbiologique à Barcelone.*

L'un des plus importants établissements de Barcelone est certainement le Laboratoire microbiologique fondé par M. Jaime Ferran ou plutôt créé pour lui par l'intelligente cité.

Il m'a fait lui-même les honneurs de cet Institut, placé dans un beau quartier, tout près du Parc, depuis sa fondation qui remonte à cinq ans.

C'est un terrain irrégulier, dont le pourtour est occupé par des écuries, des cages à lapins, des niches à chiens, le logement des employés. Ce pourtour enserre deux vastes jardins; au milieu d'eux est le laboratoire, lequel se compose d'une salle d'attente, de cabinets de recherches, de dépôts d'instruments, de livres et d'archives, de salles d'inoculation et d'un cabinet pour le directeur.

Voilà pour le rez-de-chaussée; les salles pour photographies et observations météorologiques, les chambres à observations microscopiques, etc., sont au premier étage. Tout ce qui constitue les travaux d'un laboratoire de chimie ordinaire, créé à l'usage du commerce local et de la salubrité d'une ville, eaux, matières alimentaires ou industrielles, se trouve réuni sous la direction du Dr Ferran, qui se livre aussi à des recherches microbiologiques assidues.

Depuis ma visite, de nouveaux départements viennent d'être créés au Laboratoire par les soins du nouveau maire, M. Manuel Porcar y Tio. Le service des chiens errants envoyés en fourrière met à la disposition du Dr Ferran 2.000 de ces animaux par an. Le personnel inspecte chaque jour de 4 à 5.000 animaux, soit oiseaux de basse-cour, soit lapins, et aussi les vaches laitières, qui fournissent un aliment utile à la clinique vétérinaire de l'établissement; pour ces divers services, on a fait des constructions nouvelles qui augmentent l'étendue du Laboratoire.

J'ai dit que le Dr Ferran avait, à Tortose, puis à Valence, recherché autrefois un moyen prophylactique contre le choléra. Envoyé par la ville de Barcelone, et à raison même de ses travaux spéciaux fort remarqués, pour étudier à Marseille l'épidémie qui régnait dans cette ville, il en était revenu convaincu qu'il pouvait trouver un vaccin contre le choléra, et il s'était livré à la culture du bacille de Koch.

Ses vaccinations très nombreuses, accueillies d'abord avec enthousiasme, faites impunément sur des individus de bonne volonté, attirèrent l'attention publique; mais, d'un autre côté, la méfiance ou, au dire des adversaires de Ferran, le souci de la santé publique, arrêtèrent le cours de ces opérations. Des notes envoyées par Ferran à l'Académie des sciences, en mars 1885, en vue du concours pour le prix Bréant (guérison du choléra), furent à peine lues, malgré les détails qu'elles renfermaient.

Etaient-elles ignorées de la Commission française, qui vint à Valence faire une enquête, ou ne furent-elles pas acceptées par elle? Toujours est-il qu'à propos du mot de « secret » prononcé par le Dr Ferran, bien qu'il prétende que ses « notes » prouvaient qu'il n'y en avait aucun, il y eut froissement entre la Commission et le médecin espagnol.

Les inoculations furent condamnées, les procédés de cultures furent trouvés incomplets, l'outillage de laboratoire fut considéré comme primitif, alors que le Dr Ferran et ceux qui ont exposé ses doctrines, Espagnols, Français, Portugais, soutiennent que ses recherches, bien qu'entreprises avec des instruments simples mais suffisants, étaient concluantes, que les statistiques de ses 50 000 vaccinations étaient loyales, bien contrôlées, facilement vérifiables, que les prétendus insuccès arrivés dans certain couvent de Valence, ne prouvent rien contre l'efficacité d'une vaccination d'ailleurs non nocive.

Quiconque a causé avec Ferran, quinconque l'a entendu exposer ses doctrines, ou a lu ses travaux, sent qu'il a en face de lui un homme de conviction, un travailleur sérieux et sincère.

L'avenir dira si on a eu raison de condamner les travaux et de contredire les assertions du médecin de Tortose, qui soutient qu'elles reposent sur 50.000 vaccination authentiques.

Ce qu'il a fait pour le choléra, il l'a fait pour la rage. Imbu des idées de Pasteur, très au courant de ses doctrines, grand admirateur de son génie, il a voulu prendre part à cette lutte contre la rage, qui est la dernière et glorieuse étape de la vie scientifique de notre illustre compatriote.

J'ai entendu Ferran discuter les deux méthodes employées par Pasteur, la simple et l'intensive, aussi bien dans leur origine que dans leur signification et leur efficacité; mais il a, de son côté, trouvé une méthode personnelle, dont il m'a expliqué le sens et l'application faite devant moi.

Je n'en dirai qu'un mot, n'ayant pas l'intention, vu mon incompétence, de décider ici, pas plus que je ne l'ai fait à propos des inoculations anti-cholériques, qui a raison, de Ferran ou de ses adversaires au nombre desquels, je puis citer Chantemesse l'un des travailleurs de l'Institut Pasteur, avec qui je me suis entretenu de la méthode Ferran.

Cette méthode repose sur les données suivantes : Ferran injecte, pour combattre la rage, non pas des particules de moelle de lapin à divers degrés de dessiccation, en allant de la plus sèche à la plus fraiche, mais un cerveau de lapin rabique émulsionné et réparti en 25 ou 30 doses. D'après lui, il y a dans cette émulsion vingt fois plus de matière active que dans les émulsions de moelles employées par Pasteur. Or, tandis que les petites doses de virus rabique de lapin sont mortelles pour les chiens et les grandes personnes, les doses massives, tout en étant inoffensives pour ces deux classes d'êtres, leur confèrent l'immunité contre la rage.

Ainsi, dit-il, si on inocule 15 à 20 gouttes d'émulsion virulente à un chien, ce chien meurt. Si, au contraire l'animal est préalablement inoculé par l'émulsion entière (dose massive), non seulement il résiste à cette introduction, mais encore, il est vacciné, vis à-vis de cette petite dose de 15 à 20 gouttes, qui, je viens de le dire, est mortelle. Ferran tient un registre du très grand nombre de chiens sur lesquels il a fait ces diverses expériences.

Depuis le 1er janvier 1888, il ne trépane pas, comme le fait Pasteur, les lapins auxquels il veut communiquer la rage; à l'aide d'un scarificateur, il fait une érosion sur la cornée de l'animal, y injecte une goutte de l'émulsion qu'il emploie pour les vaccinations; ainsi inoculé l'animal meurt d'une façon régulière, et à peine meurt-il deux jours plus tard que les lapins trépanés.

Quant à l'émulsion, voici comment il la prépare : il met le crâne de l'animal dans l'eau bouillante pendant trente ou quarante secondes, mais il ne dépasse pas ce laps de temps, autrement la chaleur détruirait une certaine quantité de virus et on retomberait dans le danger des petites doses.

Il ouvre le crâne, en retire tout le cerveau, qu'il broie dans un pilon stérilisé, avec tout le soin possible, et dans lequel il a mis du sable à écrire, également stérilisé Ce broiement divise jusqu'à l'infini la pulpe ; il mêle à celle ci de l'eau stérilisée (25 cc. d'eau pour 5 grammes de matière cérébrale).

Quand le sable a gagné le fond du mortier, Ferran plonge une seringue au niveau de la moitié de la profondeur de l'émulsion, et avec la seringue, il inocule ce qu'elle a aspiré.

Le Dr Ferran s'est assuré que si la vaccine antirabique est introduite dans le tissu musculaire, et non dans le tissu cellulaire souscutané, elle tue au lieu de préserver.

Le Dr Ferran a fait aussi dans son laboratoire des recherches sur la diphthérie, et il a réussi, m'a-t-il dit, à donner à des lapins, à l'aide du bacille de Lœffler cultivé et atténué pendant vingt-quatre heures, l'immunité contre toute inoculation ultérieure de ce bacille. Il a fait des expériences concluantes sur lui, sa femme et son enfant. Ses travaux ont été publiés en avril 1890.

De plus récents ont eu pour objet la vaccination contre la fièvre typhoïde.

S'inspirant des travaux faits dans d'autres laboratoires à l'aide d'inoculations du bacille d'Eberth atténué chez les animaux, il a fait ces inoculations sans produire de grands malaises chez lui-même, chez son assistant le Dr Claramont et chez 18 autres personnes.

On ne peut avoir que des présomptions sur l'efficacité d'une pareille vaccination en cas d'épidémie de fièvre typhoïde, mais il y a lieu d'admirer le courage de ceux qui s'y soumettent et la confiance qu'ils ont dans la science de l'infatigable chercheur.

Dans la statistique que donne Ferran dans son grand travail intitulé : *Estudios sobre la rabia y su profilaxis*, il déclare avoir vacciné, depuis le 10 mai 1887, jusqu'au 7 juin 1889, 515 individus mordus et ainsi divisés :

Premier groupe. — Individus mordus par des chiens dont la rage a été vérifiée au laboratoire, 117 mordus, 117 vaccinés, aucun mort.

Deuxième groupe. — Individus mordus par des chiens dont la rage a été attestée par des médecins ou des vétérinaires, 126 mordus, 126 vaccinés, 1 mort.

Troisième groupe. — Individus mordus par des chiens soupçonnés de rage, 272 mordus, 272 vaccinés, 1 mort.

Le Dr Ferran m'a raconté toutes les péripéties, tous les déboires que lui ont occasionnés ses recherches, et entre autres choses, ce que lui est arrrivé, à l'occasion d'accidents mortels survenus à l'Institut du Dr Bareggi à Milan. Le *Matin* avait publié une dépêche de cette ville disant que 5 morts avaient été causées au dit laboratoire par l'emploi du procédé Ferran. Là-dessus, dépêche de ce dernier à Bareggi, qui répond par la même voie : « Ce sont mes procédés et non les nôtres qui ont tué ces malheureux. Je vous autorise à le publier. »

Naturellement, a ajouté le Dr Ferran, le *Matin* n'a publié ni cette rectification, ni une lettre que je lui ai envoyée.

Et mon aimable et laborieux confrère ajoutait : tout est à l'avenant dans ma carrière scientifique. Il faudrait citer d'ailleurs, la lettre qu'il écrivit au Dr Bareggi, pour consoler celui-ci de cet insuccès retentissant et désastreux. Il y a là une élévation d'idées remarquable et une appréciation triste et sereine des infortunes des chercheurs et des inventeurs, qu'anime l'amour de leurs semblables, mais que ne récompense pas toujours la reconnaissance publique.

---

Ici se termine le compte rendu de ma mission en Espagne, au point de vue de l'hygiène et de l'assistance. Cette étude est incomplète, sans doute, mais j'ai été entravé dans sa rédaction par l'absence de certains renseignements et de certaines rectifications qu'on avait eu l'obligeance de me promettre, mais qui, malgré de fréquentes réclamations, ne me sont jamais parvenus.

---

# TABLE DES MATIÈRES

### Première partie. — L'Assistance publique.



### Deuxième partie. — L'Hygiène publique.



### MADRID.

BARCELONE.



Paris. — Typ. A. DAVY, 52, rue Madame. — Téléphone.

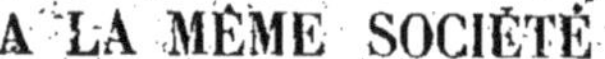

## A LA MÊME SOCIÉTÉ

*Envoi franco par la poste contre un mandat*

---

**Berlin au point de vue de l'hygiène et de la médecine**, in-8 de 152 pages avec figures et plans........................ **4 fr.** »

**Traitement de la métrite du col**, par le Dr TOUVENAINT..... **3 fr.** »

**Des lymphangites péri-utérines** non puerpérales et de leur traitement par le curettage de l'utérus, par le Dr F. CANTIN. Grand in-8 de 100 pages........................................ **2 fr. 50**

**Guide pratique des Sciences médicales**, publié sous la direction de M. le Dr LETULLE, professeur agrégé à la Faculté de médecine de Paris, médecin des hôpitaux. Encyclopédie de poche pour le praticien. Ouvrage in-8 de 1.500 pages environ, cartonné à l'anglaise. **12 fr.** »

**Formulaire de médecine pratique**, par le Dr E. MONIN (préface de M. le profes. Peter). Un vol. in-18 de 600 p. cart. à l'anglaise. **5 fr.** »

Cet ouvrage, qui renferme plusieurs milliers des meilleures formules, rendra à tous nos confrères les plus utiles services dans leur clientèle journalière. L'hygiène des maladies, la médecine des symptômes, la thérapeutique conçue d'après les indications cliniques : voilà ce qu'y trouveront tous les médecins soucieux d'approfondir l'*ars curandi*, dénommé à bon droit « la partie la plus utile de l'art le plus utile que l'homme ait inventé ». Le Formulaire du Dr Monin est appelé au succès durable, parce qu'il est méthodiquement mis en pages et rédigé avec un sens critique assez rare dans ces sortes de publications.

**Guide pratique pour le choix des Lunettes**, par le Dr A. TROUSSEAU, médecin de la Clinique nationale des Quinze-Vingts. In-18 raisin de 80 p. environ, cartonné simili-cuir........................ **1 fr. 50**

**Travaux d'ophtalmologie**, par le Dr A. TROUSSEAU. In-8 de 160 p. **3 fr.** »

**Manuel du Candidat** aux divers grades et emplois de médecins et pharmaciens de la réserve et de l'armée territoriale, par le Dr P. BOULOUMIÉ, officier de la Légion d'honneur. In-12, 585 pages .......... **5 fr.** »

Nous croyons que cet ouvrage, très complet et très clair, est appelé à rendre les plus grands services aux candidats, aux divers grades et emplois de médecins et pharmaciens de la réserve et de l'armée territoriale.
Il répond d'ailleurs exactement au programme des examens obligés pour être nommé ou pour monter en grade.

**Théories et applications pratiques de l'hypnotisme** (avec 12 fig. dans le texte), par le Dr Edgar BÉRILLON.................. **1 fr. 25**

**Questions d'Externat.** Manuel du Candidat, par le Dr Armand-B. PAULIER, ancien interne des hôpitaux de Paris. In-8 de 640 pages.... **6 fr.** »

**Questions d'Internat.** Manuel du Candidat, publié sous la direction du Dr W. MORAIN, avec la collaboration d'un groupe d'anciens internes des hôpitaux de Paris. Un vol. in-18 raisin de plus de 600 pages, cartonné à l'anglaise........................................ **7 fr. 50**

**Des Climats et des stations climatiques**, par le Dr HERMANN WEBER, médecin des hôpitaux de Londres, traduit de l'anglais par le Dr PAUL RODET, médecin consultant à Vittel. In-8.................. **5 fr.** »

**Nos grands médecins d'aujourdhui**, par Horace BIANCHON, du *Figaro*. Dessins de Desmoulins. Splendide volume in-8 raisin, tirage en 3 couleurs. Prix........................................ **10 fr.** »
Il a été tiré de ce liv. 100 exempl. s. pap. du Japon au pr. de. **30 fr.** »

**Thérapeutique clinique et expérimentale**, par le Dr QUINQUAUD, médecin des hôpitaux, professeur agrégé à la Faculté de médecine de Paris. In-8 raisin de 350 pages environ.................. **10 fr.**

---

Paris. — Typ. A. DAVY, 52, rue Madame. — *Téléphone.*

www.ingramcontent.com/pod-product-compliance
Ingram Content Group UK Ltd.
Pitfield, Milton Keynes, MK11 3LW, UK
UKHW021059200726
13857UKWH00003B/1016